Beiträge

zur

Photographie der Blutspektra,

unter Berücksichtigung der Toxikologie der Ameisensäure.

Von

Reg.-Rat **Dr. med. E. Rost,**
Mitglied des Kaiserl. Gesundheitsamtes,

Dr. med. Fr. Franz,
ständ. Mitarbeiter im Kaiserl. Gesundheitsamte,

und

Dr. phil. R. Heise,
technischem Rat im Kaiserl. Gesundheitsamte.

Mit 8 Abbildungen im Text und 7 Tafeln in photographischer Reproduktion.

Sonderabdruck aus
„Arbeiten aus dem Kaiserlichen Gesundheitsamte", Band XXX.

Berlin.
Verlag von Julius Springer.
1909.

ISBN-13:978-3-642-89227-1 e-ISBN-13:978-3-642-91083-8
DOI: 10.1007/978-3-642-91083-8

Softcover reprint of the hardcover 1st edition 1909

Inhaltsübersicht.

I. Einleitung und Übersicht über die bisherige Anwendung der Photographie auf dem Gebiete der Blutspektroskopie.

Gelegentlich einer im Anfang des Jahres 1907 begonnenen Untersuchung über die von anderer Seite behauptete Einwirkung der Ameisensäure auf den Blutfarbstoff im lebenden Tier machte sich der Wunsch geltend, mittels der Photographie die Absorptionsspektra des Blutfarbstoffs und seiner Umwandlungsprodukte zur Darstellung zu bringen. Da in dem besonderen Fall die Entstehung von spektroskopisch nachweisbaren Mengen Methämoglobin behauptet worden war, d. h. eines Um-

---

Anmerkung: Über die ersten Versuche wurde unter Demonstration der Photographien und Vorführung der Diapositive im Projektionsbild auf dem 14. internationalen Kongreß für Hygiene und Demographie (26. September 1907) berichtet. Vergl. Biochemisches Zentralblatt 1907, Bd. 6, S. 644 und Bericht über den 14. internat. Kongreß usw. Bd. IV, 1908, S. 177. Vergl. außerdem Vortrag in der Berliner Physiologischen Gesellschaft am 15. Januar 1909, Sitzungsbericht in Medizin. Klinik 1909, Nr. 7, der eine kurze, vorläufige Mitteilung darstellt. — Ein Teil der nachstehend beschriebenen Spektrophotogramme ist von Franz Müller in seiner Abhandlnng „Tierische Farbstoffe, I. Vorkommen und optische Untersuchung, II. Die respiratorischen Farbstoffe“ (Oppenheimers Handbuch der Biochemie, Bd. 1, 1909, S. 656 und 662 ff.) verwertet worden.

wandlungsprodukts des normalen Blutfarbstoffs, das von den verschiedenen Beobachtern nicht einheitlich beschrieben worden ist und dessen spektroskopische Erkennung bei geringem Gehalt auf Schwierigkeiten stößt, so kann die allmählich eintretende Umwandlung von Oxyhämoglobin in Methämoglobin und wiederum das allmähliche Vergehen dieses Blutfarbstoffderivats nach Unterbrechung der Ameisensäurezufuhr einwandfrei nur verfolgt werden, wenn man das Ergebnis der direkten Beobachtung durch eine objektive Darstellung kontrolliert und dadurch einen Vergleich der einzelnen Stadien in objektiver Form ermöglicht.

Eine Beschränkung der photographischen Wiedergabe auf eine Darstellung des Methämoglobinspektrums allein war nicht angängig; es mußte zunächst versucht werden, mit Hilfe der Photographie das Spektrum des normalen Blutes wiederzugeben, um die Basis für den Vergleich mit einem etwa entstehenden Methämoglobinspektrum oder sonstigen spektralen Veränderungen zu schaffen. Sodann erschien es aber auch erforderlich, die Arbeitsweise, bevor sie zur Beantwortung der vorliegenden Frage benutzt wurde, daraufhin zu prüfen, ob sich mit ihrer Hilfe die Verschiedenheiten in der Lage der Absorptionsbanden einzelner Blutfarbstoffderivate im Gebiete der längeren Wellen des Spektrums, im Rot und Orange, ferner die zum Teil sehr geringen Unterschiede in der Lage der Absorptionsbanden im Gelb und Grün, sowie endlich die im Gebiet der kürzeren Wellen, im Violett des Spektrums, bestehenden Banden mindestens soweit naturgetreu zur Darstellung bringen lassen, wie es die Zeichnung tut. Im einzelnen verfolgten wir das Ziel, nicht nur die charakteristischen Banden und Streifen, sondern auch den verschiedenen Beginn der einseitigen Absorption im Blauviolett, die Verdunkelung in einzelnen Bezirken, insbesondere vor dieser Totalabsorption, die für die Spektra mancher Blutfarbstoffderivate mit kennzeichnend ist, kurz alle Einzelheiten des Absorptionsspektrums von Blutlösungen bis zum Ende des Violetts darzustellen. Hierbei erschien es erforderlich, alle diese Eigentümlichkeiten durch Aufnahmen wiederzugeben, die das Spektralgebiet bis zum Ende des Violetts zusammenhängend zur Darstellung bringen. Da aber die im Violett gelegenen charakteristischen Absorptionen in der Regel erst in Verdünnungen auftreten, in denen die im sichtbaren Spektralgebiet liegenden Banden ganz oder fast vollständig verschwunden sind, so waren wir weiter bestrebt, von einer und derselben Blutfarbstofflösung eine größere Zahl von Konzentrationen zu photographieren, wodurch, bei Anwendung möglichst verschiedener Zwischenstufen zwischen starken und sehr schwachen, die Absorptionserscheinungen im Violett nur noch angedeutet aufweisenden Konzentrationen, das charakteristische Spektrum in seinem ganzen Umfang übersichtlich dargestellt werden konnte. Hierdurch, und weil schon die photographische Untersuchung des Methämoglobins zahlreiche Versuche nötig machte, entstanden nach und nach aus der Bearbeitung der gestellten Sonderaufgabe vorliegende Beiträge zur Photographie des Blutspektrums und zur Spektroskopie des Blutes überhaupt.

Nur ein derartiges planmäßiges Vorgehen ermöglicht unserer Ansicht nach in objektiver Form das Absorptionsspektrum einer Blutlösung erschöpfend zur Darstellung zu bringen. Die typischen Streifen sind durch die Angabe des Maximums ihrer Absorption in erster Linie charakterisiert und in ihrer Lage eindeutig bestimmt. Die

Absorptionsstreifen sind aber „entweder symmetrisch oder unsymmetrisch; ihr Dunkelheitsmaximum muß nämlich nicht in der Mitte des Streifens liegen, sondern es kann sich seitlich des Streifens befinden" (Formánek[1])). Ausdehnung und Intensität gehören ebenfalls zu den Kennzeichen eines solchen Spektrums, desgleichen die einseitige Absorption im Blauviolett nach ihrem Beginn und nach der Art ihrer Begrenzung, die entweder scharf einsetzt oder allmählich zunimmt, sowie auch die verschiedene Lichtdurchlässigkeit einzelner Spektralbezirke. Von ähnlichen Gesichtspunkten ausgehend hat auch Formánek[1]) neben der Angabe der Maxima der Absorption einzelner Streifen, die er genau gemessen hat, doch noch die Darstellung der verschiedenen Intensität und Ausdehnung der Streifen, der unvermittelt einsetzenden oder allmählich vorschreitenden einseitigen Absorption im Blauviolett in Form von Kurven für verschiedene Konzentrationen der untersuchten Blutlösung für notwendig erachtet. Für gewisse Fälle haben auch Lewin, Miethe und Stenger (siehe unten) in graphischer Form dargestellt, wie die Absorptionen sich für das Auge mit steigendem Gehalt der Lösungen an dem betreffenden Blutfarbstoff verschieden verhalten.

Neuerdings werden Verfahren zum ziffernmäßigen Nachweis geringer Mengen Kohlenoxydhämoglobin im Blut auf die Messung der Breite einer Absorption des Spektrums gestützt (Kurpjuweit, Schumm, s. später). Ebenso hat sich diese Arbeitsweise bei der Bestimmung des Zuckers im Fleisch[2]) bewährt, ja sogar der polarimetrischen und titrimetrischen Methode sich überlegen erwiesen.

Es war also die Aufgabe gegeben, sich mit der Photographie des Blutspektrums, als einem Sonderfall der Photographie des Spektrums überhaupt, zu beschäftigen, wobei es in der Natur der Sache lag, daß wir bekannte Verfahren für unsere Zwecke nutzbar machten. Leitend hierbei war, dem ursprünglichen Zweck entsprechend, die Arbeitsweise so einzurichten, daß die Apparatenzusammenstellung jederzeit gebrauchsfertig, leicht zu handhaben und überdies wohlfeil ist, und insbesondere daß — wenn möglich — fertige, käufliche panchromatische Platten zum Photographieren verwendet werden können, so daß die Arbeitsweise für den Gebrauch im Laboratorium geeignet ist.

In der Fachliteratur liegen bereits Arbeiten über die Photographie des Blutspektrums vor. Mehrfach ist schon das spektrale Verhalten im violetten Teil des Spektrums photographiert worden, vereinzelt auch das sichtbare Spektrum. Während unserer Versuche ist sodann die Abhandlung von Lewin, Miethe und Stenger[3]) erschienen, die zur exakten Ausmessung der Lage der Absorptionsbanden des Blutfarbstoffs und seiner Derivate diese Absorptionen photographiert und abge-

[1]) J. Formánek, Über die Absorptionsspektra des Blutfarbstoffes. Zeitschr. f. analyt. Chemie 1901, Bd. 40, S. 505.

[2]) E. Baur, Über die Bestimmung des Zuckers im Fleisch. Arbeiten a. d. Kaiserlichen Gesundheitsamte 1909, Bd. 30, S. 63.

[3]) Lewin, Miethe und Stenger, Über die durch Photographie nachweisbaren spektralen Eigenschaften der Blutfarbstoffe und anderer Farbstoffe des tierischen Körpers. Pflügers Arch. f. d. ges. Physiol. 1907, Bd. 118, S. 80 (mit 1 Tafel).

bildet haben und die bereits 1906 vorläufige Mitteilungen hierüber in den Comptes rendus de l'Académie des sciences[1]) haben erscheinen lassen.

Zum ersten Mal (1883) sind die Absorptionserscheinungen des Blutfarbstoffes in bestimmten Gebieten des Spektrums, und zwar im Violett, von Soret[2]), der diese überhaupt zuerst (1878) beobachtet hat, photographiert worden. Die Aufnahmen wurden mit Sonnenlicht ausgeführt. Soret hat aber ebensowenig wie später d'Arsonval seine photographischen Belege veröffentlicht; Gamgee, der die Photogramme Sorets in den Händen gehabt hat, bezeichnet sie als beautiful photographs of absorption bands. Was die Untersuchungen d'Arsonvals[3]) anbelangt, so ist die von ihm zur Photographie des Streifens im Violett angewendete Technik hier von Interesse. Er verwendete neben einem Quarzspektrographen ein Rowlandsches Konkavgitter (réseau concave par réflexion, tracé sur métal), schaltete die üblichen Glasbestandteile des Spektroskopes aus, um den Durchgang des Lichts durch andere Medien als durch die Hämoglobinlösung und Luft zu vermeiden, und brachte z. B. die Blutlösung als Flüssigkeitstropfen an das Ende eines Glasstabes; so erhielt er ein Spektrum, dessen verschiedene Farbengebiete genau den gleichen Raum, gegenüber dem durch Prismen erzeugten Spektrum, einnehmen (de plus j'obtiens un spectre normal, où les différentes couleurs occupent des espaces sensiblement égaux, contrairement à ce que donnent les prismes). D'Arsonval dürfte somit der erste gewesen sein, der mit einem Gitter Teile des Blutspektrums photographiert hat.

Im Jahre 1892 hat sodann Grabe[4]) in einer unter Dragendorffs und Koberts Leitung ausgeführten Dissertation die Absorptionserscheinungen des Blutfarbstoffes und verschiedener Umwandlungsprodukte im violetten und ultravioletten Teil des Spektrums mit Hilfe der Photographie festzustellen versucht. Auf die auf einer Tafel zusammengestellten Spektrophotogramme als solche näher einzugehen, erübrigt sich, da Kobert 1893[5]) die Abbildungen Grabes „etwas mangelhaft" und 1900[6])

---

[1]) L. Lewin, A. Miethe und E. Stenger, Sur des méthodes pour photographier les raies d'absorption des matières colorantes du sang. Compt. rend. Acad. des sciences 1906, Bd. 142, S. 1514. Détermination en longueurs d'onde, des raies d'absorption photographiées des matières colorantes du sang. Ebenda 1906, Bd. 143, S. 115. Diese beiden Mitteilungen sind uns durch die vorhergenannte Abhandlung in Pflügers Archiv bekannt geworden.

Mit derselben Methodik sind seitdem 2 Arbeiten ausgeführt worden. Lewin, Miethe und Stenger, Über die spektralen Eigenschaften des Eigelbs, Pflügers Arch. f. d. ges. Physiol. 1908, Bd. 124, S. 585 und Lewin, Spektrographische Untersuchungen über die Einwirkung von Blausäure auf Blut. Arch. f. exp. Pathol. u. Pharmakol. Suppl. 1908. Festschr. f. Schmiedeberg S. 337.

[2]) Soret, Recherches sur l'absorption des rayons ultra-violets par diverses substances. Arch. des sciences phys. et natur. 1878, Neue Folge Bd. 61, S. 347 und Compt. rend. Acad. sciences 1878, Bd. 78, S. 708. — Recherches etc. Cinquième mémoire. Archives des sciences 1883, Dritte Folge Bd. 10, S. 429 (484) und Compt. rend. Acad. sciences 1883, Bd. 97, S. 1267.

[3]) A. D'Arsonval, Photographie des spectres d'absorption de l'hémoglobine et de son emploi en physiologie et en médicine légale. Archives de physiol. norm. et pathol. 1890, 5. Serie Bd. 22, S. 340.

[4]) H. Grabe, Untersuchungen des Blutfarbstoffes auf sein Absorptionsvermögen für violette und ultraviolette Strahlen. Diss. Dorpat 1892 (mit 1 Tafel).

[5]) R. Kobert, Lehrbuch der Intoxikationen 1893, S. 474.

[6]) R. Kobert, Beiträge zur Kenntnis der Methämoglobine, mit einem Anhang „Über das Absorptionsvermögen des Blutfarbstoffes und seiner Derivate für violette und ultraviolette Strahlen."

„nicht recht verwertbar" nennt, und da nach Kobert der die mittels Sonnenlichts photographierten Blutspektra enthaltende Teil der Grabeschen Tafel nicht eine Reproduktion der Photogramme, sondern einer hiernach gefertigten Zeichnung zu sein scheint. Die von Grabe ausgeführten Bestimmungen der Lage der Absorptionsbanden nach ihrer Ausdehnung erscheinen uns aber derart zutreffend, daß auf sie im historisch-kritischen Teil zurückgekommen werden muß. Grabe hat, um das Wichtigste seiner Technik hier anzuführen, mit einem Spektroskop, das ein Quarzprisma und eine chromatische Quarzlinse enthielt, photographiert; als Lichtquelle diente ihm anfänglich Zirkonlicht, sodann die Sonne und elektrische Funken.

Auch Gamgee[1]) hat — wie bereits erwähnt — photographische Aufnahmen des violetten Teils im Blutspektrum gemacht; er photographierte anfänglich mit einem Prismenspektrographen, der eine Wellenlängenskala enthielt, und später mit einem Spektrographen, dessen Prisma und Linsen aus Quarz hergestellt waren und bei dem die zu photographierende Blutlösung in einem Quarztrog sich befand. Als Lichtquelle diente ihm direktes Sonnenlicht, dessen Fraunhofersche Linien die Orientierung und die Lagebestimmung der Streifen im Violett ermöglichten. Durch besondere Einrichtungen, durch die der Spalt des Collimatorrohres teilweise verdeckt werden konnte, vermochte er 2—3 Photogramme auf einer Platte untereinander aufzunehmen. So war er in der Lage, z. B. die Spektra des Oxyhämoglobins und des Hämoglobins unter Beifügung des Sonnenspektrums unmittelbar untereinander auf einer Platte zu photographieren, so daß die Fraunhoferschen Linien dieses Spektralbezirks durch die zusammengehörigen Aufnahmen als einheitliche Linien durchlaufen und eine vergleichende Betrachtung möglich ist. Das von Gamgee photographierte Spektralgebiet liegt zwischen $\lambda = 486{,}1$ und $\lambda = 328{,}6$. Die auf gewöhnlichen Platten (Lumière) ausgeführten Photogramme sind 13 cm lang und bis zu 3 cm breit. Die Lagebestimmungen der Absorptionsstreifen hat Gamgee nach den Positiven, aber auch nach den photographischen Negativen vorgenommen[2]). Gamgee hat die Absorptionsverhältnisse im violetten Teil des Spektrums von Oxyhämoglobin, Hämoglobin, Kohlenoxydhämoglobin, Methämoglobin (neutral), Hämochromogen, Hämatoporphyrin und Hämin untersucht und die ausgezeichneten Photogramme hiervon zusammen mit den zugehörigen Aufnahmen des Sonnenspektrums abgebildet. Diese Blutspektrophotogramme sind die ersten ihrer Art, die in der Fachliteratur unseres Wissens veröffentlicht sind. Zur Demonstration der Absorptionsstreifen im Violett verwendete er

---

Pflügers Arch. f. d. ges. Physiol. 1900, Bd. 82, S. 603 (S. 626). Auf diese Arbeit geht eine Dissertation von R. Hiller, Die Absorptionsstreifen des Blutes und seiner Derivate im Ultraviolett, Rostock, 1904, zurück, die sich ausschließlich mit dem Ultraviolett und der Photographie der in diesem Spektralbezirk etwa gelegenen Absorptionen beschäftigt.

[1]) Gamgee, On the absorption of the extreme violet and ultra-violet rays of the solar spectrum by Haemoglobin etc. Proceed. Roy. Soc. London 1896, Bd. 59, S. 276 (ohne Abbildungen) und Zeitschr. f. Biol. 1896, Bd. 34, S. 505 (mit 3 Tafeln) sowie Abschnitt: Haemoglobin in Schäfers Textbook of physiology Bd. 1, 1898, S. 185 (mit 5 Photogrammen).

[2]) S. 517 in Zeitschr. f. Biol. Bd. 34 „from the study of a series of negatives". Gamgee bestimmte the mean ray absorbed, the most intense part of the bands usw.

einen Fluoreszenzschirm (Röntgens Baryumplatincyanürschirm)[1]) bei so weitem Spalt, daß die Sonnenlinien nicht mehr zu erkennen waren; er gibt an, daß in jedem Falle, wo die Betrachtung auf dem Schirm ein negatives Ergebnis hatte, auch die photographische Platte keinerlei Absorptionsbanden im Violett erkennen ließ.

Neuerdings hat, in enger Anlehnung an Gamgee Mirto[2]) zum Zweck der Verwertung in der gerichtlichen Medizin die Absorptionsstreifen des Blutfarbstoffs und seiner Derivate im violetten Teil des Spektums photographiert. Die von Mirto abgebildeten Photogramme dürfen als technisch vorzügliche Aufnahmen neben die Gamgees gestellt werden. Sie sind hier auch deswegen besonders hervorzuheben, weil die Art ihrer Anordnung eine vergleichende Betrachtung der 7 abgebildeten Spektren ermöglicht. In einer Texttafel werden nämlich außer dem Sonnenspektrum die Spektra des Hämoglobins, Oxy-, Kohlenoxyd-, Methämoglobins, Hämochromogens, Hämins und Hämatoporphyrins, die anscheinend eins nach dem andern auf einer Platte aufgenommen sind, untereinander abgebildet; die durch sämtliche dieser Spektren durchlaufenden Fraunhoferschen Linien lassen leicht die Bestimmung der Lage der Streifen im Violett zu. Genaue Ausmessungen der Lage der photographierten Absorptionsbanden hat Mirto nicht vorgenommen. Hinsichtlich der von ihm angewendeten Methodik ist zu erwähnen, daß er einen Bunsenschen Spektralapparat und ein Browningsches gradsichtiges Spektroskop verwendete und hauptsächlich mit Sonnenlicht, aber auch mit einer elektrischen Bogenlampe und dem Auerglühlicht auf orthochromatischen Platten photographierte. Zur Sichtbarmachung der Streifen im Violett benutzte er wie Gamgee einen Baryumplatincyanürschirm.

Im sichtbaren Teil des Spektrums sind photographische Aufnahmen bis zum Erscheinen der Arbeiten von Lewin, Miethe und Stenger, unserer Kenntnis nach nur von Bider[3]), ausgeführt worden. Diese für die Photographie des Blutspektrums wichtige Arbeit hat in der Fachliteratur keine Beachtung gefunden, was anscheinend mit darauf zurückzuführen ist, daß ihr wohl aus äußeren Gründen Proben der Photogramme, die Tschirch, in dessen Institut in Bern die Versuche ausgeführt wurden, zahlreich und vortrefflich nennt, nicht haben beigegeben werden können. Bider hat die Aufnahmen des Blutspektrums mit einem gewöhnlichen Prismenspektroskop[4]) ausgeführt, das er einerseits mit einer photographischen Camera verband und an dem er andererseits an dem Spalt einen in senkrechter Richtung verstellbaren Schieber mit

---

[1]) Nach Gamgees Vorgang hat auch A. Tschirch (s. später) die Absorptionsbanden im violetten Teil des Spektrums des Chlorophylls und seiner Derivate mit Hilfe des Röntgenschirms demonstriert.

[2]) D. Mirto, Sulla utilizzazione dello spettro fotografico (stria γ del Soret) dell' emoglobina e dei suoi derivati nella ricerca medico-legale del sangue. Archivio di farmacol. sperim. e scienze affini 1905, Bd. 4 (Sond.-Abdr.).

[3]) G. Bider, Über das spektroskopische Verhalten des Blutes nach Aufnahme von schädlichen Gasen und eine Methode, diese Veränderungen für gerichtliche Zwecke objektiv zur Darstellung zu bringen. Arch. d. Pharmaz. 1892, Bd. 230, S. 609.

[4]) Von der Verwendung eigens zur Spektrumphotographie konstruierter Apparate, insbesondere von der Verwendung von auf Hohlspiegeln von großen Krümmungsradien eingravierten Interferenzgittern hat Bider abgesehen, da ihm solche nicht zur Verfügung standen. Die Expositionszeit wurde bis zu 2 Stunden ausgedehnt.

Einschnitt anbrachte, so daß durch allmähliches Abdecken des Spalts Aufnahmen von mehreren Spektren auf einer Platte gemacht werden konnten. Er bildet die von ihm angewendete Apparatur auf das genaueste auf einer Tafel ab. Als Lichtquelle bediente er sich einer elektrischen Platinlampe, als Skala einer willkürlich gewählten Skala [1]), die mitphotographiert wurde. Als Platten verwendete Bider sensibilisierte Trockenplatten und zwar die Vogelschen Azalinplatten, Bromsilber-Gelatineplatten, „die entweder in der Lösung eines Farbstoffs, Azalin genannt, gebadet worden sind, oder denen dieser Farbstoff bereits in der Emulsion zugesetzt worden ist“. Mit Hilfe dieser Einrichtungen photographierte er das sichtbare Spektrum des Oxyhämoglobins, Kohlenoxydhämoglobins, Sulfhämoglobins usw. in Blutlösungen und bestimmte die Lage der Streifen nach Ausmessungen auf der photographischen Platte, hat also bereits vor Gamgee diese Art der Messung geübt. Auf die Streifen im Violett näher einzugehen, unterließ er absichtlich; er hat sie aber bei seinen photographischen Aufnahmen entsprechend verdünnter Blutlösungen erhalten [2]). Von den Schlußsätzen, in die Bider seine Ergebnisse zusammenfaßt, lauten die hier interessierenden: Die Anwendung der Photographie, auch für das sichtbare Spektrum, bietet ein wichtiges Mittel, sich bei Gelegenheit der Spektralbeobachtungen vor optischen Täuschungen zu bewahren; da die Veränderungen des Spektrums durch die verschiedenen Absorptionserscheinungen sich ohne Fehl auf der photographischen Platte reproduzieren und auf derselben genau gemessen werden können, so zeichnet sich diese Methode zudem durch möglichst geringe Beobachtungsfehler aus.

Neuerdings haben auch Vila und Piettre [3]) Zeichnungen des Blutspektrums nach photographischen Aufnahmen von P. Lambert veröffentlicht und zwar des sichtbaren Spektrums des Methämoglobins und des Fluormethämoglobins. Mittels eines gewöhnlichen Prismenspektroskops wurden die einzelnen Aufnahmen im Rot und im Grünblau bei Nernstlicht gesondert mit Platten von Lumière et ses fils in Lyon aufgenommen, entsprechend zusammengesetzt und reproduziert.

Das Spektrum eines bestimmten Blutfarbstoffderivats, nämlich dasjenige des Hämatoporphyrins, haben sowohl Tschirch als auch Schunck bei ihren später noch zu besprechenden Chlorophylluntersuchungen photographisch aufgenommen.

---

[1]) Die Zahl 50 dieser Skala stellte er auf die Natriumlinie ein. „Der Wert der übrigen Skalenteile wurde durch Konstruktion einer Kurve mit Hilfe von Metalliniienspektren bestimmt“, als Konstanten wurden 12 Metallinien gewählt.

[2]) „Meine Photographien zeigten, daß die Absorption im Violetten trotz Fehlens der übrigen Bänder vorhanden ist, und zwar im gleichen Maße wie bei einer Blutverdünnung von 1 : 200“ (Schichtdicke 5 mm).

[3]) A. Vila und M. Piettre, Étude spectroscopique du sang et de l'oxyhémoglobine (II) Bulletin de la Société chimique 1905, Bd. 33, S. 573 (mit Abbildung) und Comptes rendus Acad. sciences 1905, Bd. 140, S. 685 (mit Abbildung). Einer privaten Mitteilung des Herrn Vila in Paris verdanken wir folgende nähere Angaben: „Les photographies faites par M. Lambert ont été obtenues avec un spectroscope à un seul prisme dispersant beaucoup. L'éclairage provenait d'une lampe Nernst à filament de Zircone. Les plaques photographiques au gélatino-bromure (marque Lumière à Lyon) étaient du type courant. Des poses séparés pour les bandes du rouge et du vert-bleu nous ont permis ensuite de réunir sur un seul cliché l'ensemble des bandes d'absorption (visibles à l'oeil) quand cela était nécessaire. Les publications ont été faites d'après des dessins exécutés en prenant comme modèle les épreuves photographiques.“

Als wichtigste Untersuchung auf dem Gebiete der Blutspektrophotographie ist die neuerdings erschienene Arbeit von Lewin, Miethe und Stenger[1]) zu nennen, der — wie erwähnt — zwei vorläufige Mitteilungen (1906) vorausgegangen waren. Diese Untersuchungen erstrecken sich auf Blut von Menschen, Pferd, Kaninchen, Frosch und Regenwurm, auf Umwandlungsprodukte des reinen Oxyhämoglobins und auf reine Blutfarbstoffderivate. Lewin, Miethe und Stenger haben zu ihren photographischen Aufnahmen hauptsächlich die Isocolbadeplatte, d. h. eine Platte, die für den Gebrauch eigens zu senbilisieren und zur Erzielung eines guten Effekts möglichst schnell zu trocknen ist, und daneben für den blauen und violetten Teil die Perorthoplatte von Perutz verwendet. Die Isocolbadeplatte erwies sich, entsprechend den voraufgegangenen vergleichenden Versuchen Stengers (s. den III. Abschnitt dieser Arbeit) auch für die praktische Verwendung im vorliegenden Fall als besonders brauchbar, weil sie von allen bisher bekannten farbenempfindlichen Platten die größte Gleichmäßigkeit der Sensibilisierungskurve zeigt. Als Spektrographen verwendeten sie ein Gitterspektroskop[2]) mit Thorpschem Abzug; als Lichtquelle glühende Zirkonplättchen oder die Nernstlampe, bisweilen auch brennendes Magnesiumband.

In allererster Linie zogen diese Autoren die Photographie zu ihren Bestimmungen der Lage der Absorptionsbanden heran, die sie mittels Ausmessung des Maximums der Helligkeit (entsprechend dem Maximum der Absorption) auf den photographischen Negativen gewannen. Nach der ihrer Abhandlung beigegebenen Tafel (enthaltend 14 Spektra) photographierten sie diejenigen Spektralgebiete, in denen die für die einzelnen Blutfarbstoffderivate charakteristischen Banden liegen, d. h. die im sichtbaren Spektrum und die im Violett liegenden, gesondert. Sie erzielten so die größtmögliche Genauigkeit für die Plattenausmessungen.

Auf einer Platte konnten diese Forscher bis zu 18 Spektren untereinander aufnehmen. „Der Spalt war bei den meisten Aufnahmen 0,1—0,2 mm breit.“ „Die Expositionszeiten wechselten stetig mit Plattensorte, Lichtquelle und Konzentration der zu untersuchenden Lösungen. Gewöhnlich wurde für die gleiche Konzentration eine kleine Serie verschieden langer Belichtungen gemacht. Dann erst wurde die Konzentration geändert, um auf diesem allerdings mühsamen Wege die bestmöglichen Resultate zu erzielen.“ Die Lage jedes Streifens wurde durch Ausmessung von 50 bis 100 Einzelspektren bestimmt, entweder — und zwar bei Platten mit klar ausgeprägten Absorptionsstreifen — mit einem Meßapparat, der in seiner Konstruktion einer an Stelle des Reisserwerks ein Mikroskop tragenden Teilmaschine entspricht, oder mit einer Meßplatte, die auf der Teilmaschine eine der Dispersion des Spektrographen entsprechende Wellenlängeneinteilung erhalten hatte und die auf die photographische Schicht der Platte gelegt wurde.

---

[1]) Lewin, Miethe und Stenger, Über die durch Photographie nachweisbaren Eigenschaften der Blutfarbstoffe und anderer Farbstoffe des tierischen Körpers. Pflügers Arch. f. d. ges. Physiol. 1907, Bd. 118, S. 80.

[2]) Über die Verwendbarkeit des Gitters zur Spektrumphotographie vergl. außer D'Arsonval (a. a. O.), der das Blutspektrum damit photographierte, noch Formánek, Die qualitative Spektralanalyse usw. 1905.

Für die Reproduktion der Spektra, die Lewin, Miethe und Stenger ihrer Abhandlung beigaben, wählten sie anscheinend jeweils die geeignetsten Konzentrationen der photographierten Lösungen aus. Die abgedruckten Photogramme bestehen, dem Zweck ihrer Untersuchungen entsprechend, jedesmal aus zwei Teilen, dem Photogramm der betreffenden Banden im sichtbaren Teil des Spektrums und dem der Absorptionsverhältnisse im Violett; sie zu vereinigen, war nicht angängig, weil die Photogramme, welche den violetten Teil des Spektrums darstellen, meist einer wesentlich geringeren Konzentration der Lösung entsprechen als die des sichtbaren Spektrums. Bei einzelnen photographischen Wiedergaben, so z. B. beim Methämoglobin in neutraler Lösung, sind einzelne Spektralgebiete nicht berücksichtigt. Die Ergebnisse der Messungen dieser drei Autoren sind im historisch-kritischen Abschnitt (V) neben den Messungen von Formánek im sichtbaren Teil und neben denen von Grabe und Gamgee im violetten Teil des Spektrums angeführt.

Mit der nämlichen Methode hat Lewin[1]) sodann das spektrale Verhalten des Blutes unter dem Einfluß von Blausäure untersucht, ohne jedoch seiner Abhandlung Photogramme beizufügen.

Der Vollständigkeit halber sei hier erwähnt, daß die Absorptionsspektra des Chlorophylls und seiner Derivate, darunter des Phylloporphyrins, das mit dem Hämatoporphyrin in naher Beziehung steht, zum Teil mit ausgezeichnetem Erfolg von Tschirch[2]) und Schunck[3]) photographiert worden sind. Auch Gartens[4]) Versuche, das Spektrum von Lösungen des Sehpurpurs mit einem Rowlandschen Konkavgitter, elektrischem Bogenlicht und panchromatischen Platten (Kranseder, Kranzplatte 3) zu photographieren, sind hier zu nennen.

II. Gewinnung und unmittelbare spektroskopische Untersuchung des Blutes.

Zu unsern photographischen Aufnahmen der Spektra des Blutfarbstoffs haben nur vereinzelt die reinen Stoffe in Lösungen gedient; im allgemeinen ist vielmehr, wie es sich aus dem Ausgangspunkt der Arbeit und der angestrebten Nutzanwendung ergibt, Blut und zwar meistens von Kaninchen verwendet worden. In Lösungen solchen Bluts wurden die gewünschten Blutfarbstoffderivate durch Zusatz der geeigneten chemischen Stoffe erzeugt. In einzelnen Fällen wurde Blut von Tieren (Hunden, Katzen) genommen, die einer experimentell erzeugten Vergiftung unterworfen

---

[1]) L. Lewin, Spektrophotographische Untersuchungen über die Einwirkung von Blausäure auf Blut. Arch. f. exp. Pathol. u. Pharmakol. Suppl. 1908. Festschrift für Schmiedeberg, S. 337.

[2]) A. Tschirch, Der Quarzspektrograph und einige damit vorgenommene Untersuchungen von Pflanzenfarbstoffen. Ber. d. Dtsch. Botan. Gesellsch. 1896, Bd. 14, S. 76. Er benutzte die farbenempfindlichen Perutzschen Eosinsilberplatten. Freilich zeigten dieselben im Grün ein Minimum der Empfindlichkeit, das eventuell mit einem Bande verwechselt werden kann. In zweifelhaften Fällen wurde hier die subjektive Beobachtung als Kontrolle herangezogen.

[3]) C. A. Schunck, A photographic investigation of the absorption spectra of chlorophyll and its derivatives in the violet and ultraviolet region of the spectrum. Proceed. Royal Society London 1898, Bd. 63, S. 389.

[4]) S. Garten, Über Veränderungen des Sehpurpurs durch Licht. Gräfes Arch. f. Ophthalm 1906, Bd. 63, S. 112.

worden waren. In einigen wenigen Fällen stand uns Blut von menschlichen Vergiftungen zu Gebote.

Für die Gewinnung von Blut hatte sich uns ein Verfahren als brauchbar erwiesen, das durch einen von uns (Franz) zuerst ausprobiert wurde und dessen nähere Angabe auch für andere Untersuchungen, bei denen es sich um die bequeme Entnahme von mehreren Kubikzentimetern und sogar von großen Mengen Blut vom Tier handelt, nicht ohne Wert sein dürfte. Wie bekannt, eignet sich vor allem das Ohr des Kaninchens zur Blutentnahme. Die häufig eintretende Schwierigkeit, schnell mehrere Kubikzentimeter Blut aus den Ohrgefäßen zu gewinnen, sucht man im allgemeinen durch Erzeugung von Stauung, Reiben oder Schlagen des Ohres oder Auflegen heißer Tücher zu überwinden. Man braucht aber nur das ausgespannte Ohr in die Nähe der Birne einer elektrischen Lampe zu bringen, um etwa nach einer halben Minute die Ohrgefäße plötzlich sich so stark erweitern zu sehen, daß beim Anschneiden eines Gefäßes, am besten der Randvene, das Blut in schneller Folge heraustropft. Durch Auffangen des Blutes in einem Meßzylinder mit destilliertem Wasser kann so leicht eine lackfarbene Lösung von bestimmtem Blutgehalt gewonnen werden. Nach dem Wegnehmen der Lampe steht die Blutung sehr bald, wenn man nur die Stelle des angeschnittenen Blutgefäßes oder die Ohrwurzel mit dem zuführenden Gefäßstamm für kurze Zeit etwas zusammendrückt, was meist jedoch gar nicht erforderlich ist. Auch für Blutentnahme aus den Ohren von Meerschweinchen, Katzen und Hunden läßt sich das beschriebene Verfahren vorteilhaft anwenden. Für unsere Zwecke stellten wir gewöhnlich mit destilliertem Wasser, an dessen Stelle für die spektroskopische Untersuchung von Oxyhämoglobin- und Hämoglobinblutlösungen auch zweckmäßig eine 0,1 %ige Natronlauge treten kann, eine lackfarbene Lösung im Verhältnis 1 : 20 her, aus der entweder direkt oder nach Umwandlung in das gewünschte Blutfarbstoffderivat durch Zufließenlassen gemessener Mengen destillierten Wassers aus einer Bürette die verdünnteren Lösungen bereitet wurden. Zur photographischen Aufnahme wurden sodann die Lösungen durchgehend in kleine Glaströge mit planparallelen Wänden (s. Abschnitt III) gefüllt.

Die zur Herstellung von Photogrammen bestimmten Lösungen wurden zunächst in einem der üblichen Prismenspektroskope in verschiedener Schichtdicke und, insbesondere beim Methämoglobin, mit verschieden weitem Spalt, untersucht, desgleichen auch mit einem Wellenlängenspektroskop à vision directe beobachtet. Um die richtigen Verdünnungen der Blutlösungen zu treffen, welche die Absorptionsstreifen im Violett am deutlichsten zeigen, wurden Vorversuche durch Photographieren ausgeführt. Da, wo es durchführbar und zweckmäßig erschien, wurde auch der spektroskopische Befund am lebenden vergifteten Tier erhoben, bevor diesem Blut entnommen wurde.

Bekanntlich hat schon Hoppe-Seyler[1]) das zirkulierende Blut auf sein spektroskopisches Verhalten untersucht, indem er das Ohr eines Menschen oder eines weißen Kaninchens oder die zusammengelegten Finger in geeigneter Weise vor den nicht zu engen Spalt des Spektralapparats brachte. Oxyhämoglobin im kreisenden

---

[1]) Med.-chemische Untersuchungen S. 197.

Blut beim Menschen und Kaninchen an den Absorptionsbanden im Spektrum zu erkennen, stößt tatsächlich auf keinerlei Schwierigkeiten.

Wenn man den Kunstgriff anwendet, das zu spektroskopierende Ohr in unmittelbare Nähe der Birne einer elektrischen Glühlampe zu bringen, kann man auch im Ohr von Hunden und Katzen die Absorptionsstreifen des Spektrums des Oxyhämoglobins mit einem einfachen Spektroskop (Browningsches Taschenspektroskop à vision directe) erkennen. In besonders darauf gerichteten Versuchen ist es uns auch gelungen, das Vorhandensein eines Umwandlungsprodukts des Oxyhämoglobins, des Methämoglobins im lebenden Tier nachzuweisen, worauf beim Methämoglobin näher einzugehen sein wird.

Auch im reflektierten Licht gelingt es leicht die Oxyhämoglobinstreifen mit dem Spektroskop zu sehen, wenn man, wie ebenfalls schon lange bekannt ist[1]), bei guter Beleuchtung die Fingerbeeren mit dem Spektroskop betrachtet. Nach Valentin[1]) hat bereits Vierordt bei Betrachtung des umschnürten Daumens die Bande des Hämoglobins beobachtet. Besonders deutlich treten die beiden Oxyhämoglobinstreifen im reflektierten Licht in die Erscheinung, wenn man die Lippen- oder Wangenschleimhaut des Menschens oder eines Versuchstiers spektroskopiert, wovon wir vielfach Gebrauch gemacht haben. Im reflektierten Licht den für Methämoglobin charakteristischen Streifen zu erkennen, dürfte auf Schwierigkeiten stoßen, da sich hierbei die erforderliche Schichtdicke, in der dieser im Orange gelegene Streifen nur erkennbar ist, nicht erzielen läßt.

III. Die photographische Aufnahme des Blutspektrums und die dabei eingehaltene Technik.

Die bei spektrophotographischen Arbeiten zu benutzenden Apparate (Spektrographen) und allgemein gebräuchlichen Arbeitsweisen sind in den einschlägigen Hand- und Lehrbüchern[2]) beschrieben. Über die bei der Photographie des Spektrums der Blutfarbstoffe bisher benutzten und beschriebenen Methoden ist im ersten Abschnitt dieser Abhandlung eingehend berichtet worden. Bei unseren Untersuchungen handelte es sich, wie schon erwähnt, zur Beantwortung einer Sonderfrage anfänglich darum, spektrale Eigenschaften des Blutes von Versuchstieren, das zu verschiedenen Zeiten entnommen wurde, zum objektiven Vergleich im Bilde festzuhalten. Diese Anforderung ließ es zweckmäßig erscheinen, die Versuchsbedingungen bei den photographischen Aufnahmen so einheitlich wie möglich zu gestalten und durchgängig nur einen Faktor, nämlich die Konzentration der Blutlösung zu ändern; auch später, als wir einen allgemeinen Zweck verfolgten, haben wir diese Arbeitsweise bis auf wenige Ausnahmen beibehalten. Dabei bedarf es nicht der besonderen Erwähnung, daß die

---

1) G. Valentin, Histiologische und physiologische Studien XLV. Die Orte und Breiten der Blutbänder. Zeitschr. f. Biol. 1882, Bd. 18, S. 173 (213), hier auch Zitat Vierordts.

2) z. B. J. Formánek, Die qualitative Spektralanalyse anorganischer und organischer Körper. 2. Aufl. 1905. (Eine neue Aufl. 1908, Verl. Jul. Springer, Berlin befindet sich im Druck.) — H. Kayser, Handbuch der Spektroskopie Bd. I, 1900. — Müller-Pouillet, Lehrbuch der Physik, Bd. 2, Abt. I 1907, S. 604 u. f. — J. M. Eder, Ausführliches Handbuch der Photographie 3. Teil 1903. — J. M. Eder und E. Valenta, Beiträge zur Photochemie und Spektralanalyse 1904.

Bearbeitung von manchen Spezialfragen eine Abänderung der Arbeitsweise nach der einen oder anderen Richtung erforderlich machen kann.

Zur unmittelbaren spektroskopischen Beobachtung werden meistens Apparate, bei denen das Spektrum durch Prismen erzeugt wird (Prismenspektroskope), bevorzugt. Die Prismenspektren haben jedoch den Nachteil weitgehender Verschiedenheit, da die Ablenkung der Lichtstrahlen durch die Prismen dem Quadrat ihrer Wellenlänge umgekehrt proportional ist, so daß sich die Ausdehnung der einzelnen Spektralbezirke vom roten zum violetten Ende des Spektrums hin schnell zunehmend vergrößert; aber auch das Material des Prismas ist von wesentlichem Einfluß auf den Verlauf der Dispersionskurve. Demgegenüber bietet das Gitterspektrum den Vorteil, daß die Ablenkung des Lichtes der Wellenlänge direkt proportional gesetzt werden kann. Die in verschiedenen Apparaten erzeugten Spektren sind alle einander ähnlich, wodurch ein Vergleichen der damit gewonnenen Spektren wesentlich erleichtert ist. Für die Betrachtung des Blutspektrums hebt schon G. Valentin den Vorzug des Gitterspektrums in seinem 1863 erschienenen Werke „Über den Gebrauch des Spektroskopes zu physiologischen und ärztlichen Zwecken“ hervor, indem er schreibt: „Jedes prismatische Spektrum besitzt mit einem Worte einen individuellen Charakter“ (S. 36). Die gleichmäßige Ablenkung im Gitterspektrum „muß dieses als wertvoller denn das prismatische Spektrum erscheinen lassen. Man sollte daher alle das Spektrum und die Spektrallinien betreffenden Fragen, soweit sie feinere Einzelpunkte berühren, an dem Beugungsspektrum zu verfolgen suchen“ (S. 39).

Wegen der verschiedenen Ausdehnung der einzelnen Regionen in den beiden Spektrenarten wird demjenigen, der gewöhnt ist, mit einem Prismenspektroskop zu beobachten, das Gitterspektrum allerdings zunächst etwas fremd erscheinen. Aus diesem Grunde soll der Unterschied in der Farbenzerstreuung beider Spektrenarten an folgender Zeichnung kurz erläutert werden [1]).

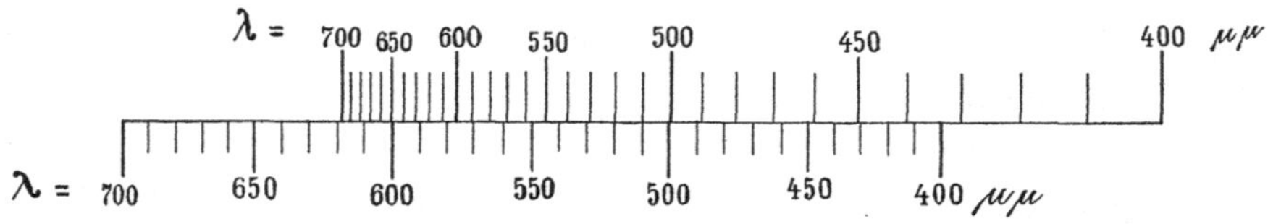

Fig. 1. Oben Wellenlängenskala zu einem Prismenspektrum. Unten Wellenlängenskala zu einem Gitterspektrum.
Die beiden Skalen sind so untereinander gestellt, daß die Regionen der gleichen Dispersion (510—520 μμ) zusammenfallen.

In der Abb. 1 sind zur unmittelbaren Vergleichung die Wellenlängenskalen zu einem Prismenspektrum und einem Gitterspektrum so gezeichnet worden, daß die Bezirke gleicher Dispersion (510—520 μμ) unmittelbar übereinander zu liegen kommen. Die ungleichmäßige Ausdehnung der einzelnen Spektralgebiete im Prismenspektrum tritt gegenüber dem Gitterspektrum deutlich hervor. Dementsprechend wird bei gleicher

[1]) Wegen weiterer Angaben vergl. H. Kayser, Handbuch der Spektroskopie Bd. 1, 1900, S. 448 und J. Formánek, Die qualitative Spektralanalyse usw. 2. Aufl. 1905, den Abschnitt Grundlage der Spektralanalyse.

Länge des gesamten Spektrums z. B. ein Streifen im Rot im Prismenspektrum viel schmaler und kräftiger erscheinen als im Gitterspektrum, wogegen Absorptionsbanden im Blau und Violett breiter und schwächer auftreten. Immerhin kann für gewisse Sonderuntersuchungen in einzelnen Spektralbezirken die Anwendung des Prismenspektroskops gerade wegen dieser Dispersionsverhältnisse von Wert sein.

Da zur Orientierung im Spektrum die Fraunhoferschen Linien vielfach benutzt werden, ist die Textabbildung 2 beigegeben worden, in der die Wellenlängenskala zu einem Gitterspektrum mit den Fraunhoferschen Linien und den Farbenbenennungen der verschiedenen Spektralregionen (nach Listing) angegeben ist; auf sie wird in der nachfolgenden Beschreibung möglichst Bezug genommen werden.

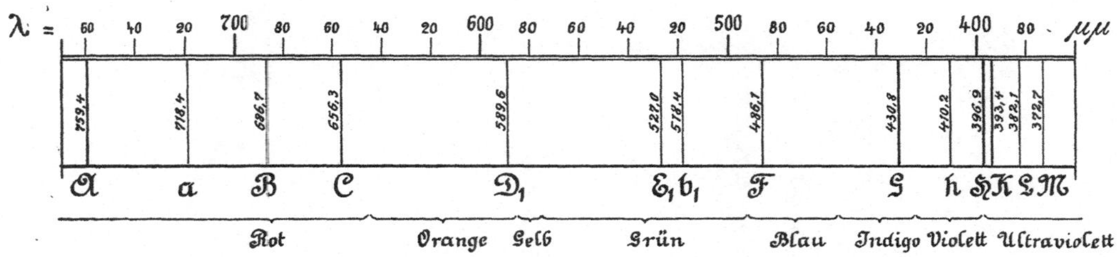

Fig. 2. Farbenverteilung im Gitterspektrum, nebst Angabe der Fraunhoferschen Linien und der Wellenlängen.

Der spektrophotographische Apparat (Spektrograph). In Anbetracht der Vorteile des Beugungsspektrums sind auch bei der Photographie des Blutspektrums Gitter bereits benutzt worden. An Stelle der wertvollen Originalgitter werden in den spektroskopischen Apparaten häufig die wohlfeilen Thorpschen Abgußgitter (Zelluloidabgüsse von Rowlandschen Gittern) verwendet. Ein solcher Spektrograph ist z. B. in Eders Jahrbuch der Photographie usw. 1904 S. 383 beschrieben worden; eines Spektrographen mit Thorpschem Abgußgitter haben sich ferner, wie schon erwähnt, Lewin, Miethe und Stenger bei ihren Untersuchungen bedient. Auch wir verwendeten einen Gitterspektrographen, der ein Thorpsches Abgußgitter mit etwa 15000 Furchen auf 1 engl. Zoll enthält. Dieser Spektrograph ist aus einem von den optischen Werkstätten von Franz Schmidt & Haensch in Berlin hergestellten und von Blochmann[1]) unter der Bezeichnung Gitter-Doppelspektrograph beschriebenen Plattenprüfapparat hervorgegangen, der dem vorliegenden Zweck entsprechend von uns umgeändert worden ist. Mit unserem Apparat ist eine abnehmbare optische Bank verbunden, die diejenigen Zubehörteile trägt, die in bestimmter Stellung zu dem Spektrographen sich befinden müssen. Dies sind die Lichtquelle, der Kondensor, das Stativ für die zur Aufnahme der Blutlösungen dienenden Glaströge und eine Geißlersche Röhre (Heliumröhre). Bei der durch die Textabbildung 3 veranschaulichten Zusammenstellung der Apparatur wurde Wert darauf gelegt, mit möglichst geringen Mitteln auszukommen.

Das durch das Gitter erzeugte Spektrum wird mittels eines Objektivs[2]) auf die

---

[1]) Ein neuer spektrographischer Apparat. Ztschr. für Reproduktionstechnik 1907, H. 10.

[2]) Mit Rücksicht auf den Preis wurde ein achromatisches Objektiv verwendet.

Mattscheibe der Camera geworfen. Der Spalt des Collimatorrohrs hat eine Höhe von 8 mm; hiervon ist das untere Fünftel durch ein total reflektierendes Prisma verdeckt, durch welches die gleichzeitige Aufnahme des noch zu besprechenden Emissionsspektrums des Heliums ermöglicht wird. Die Spaltbreite kann in bekannter Weise durch eine mit Trommelindex versehene Mikrometerschraube eingestellt werden.

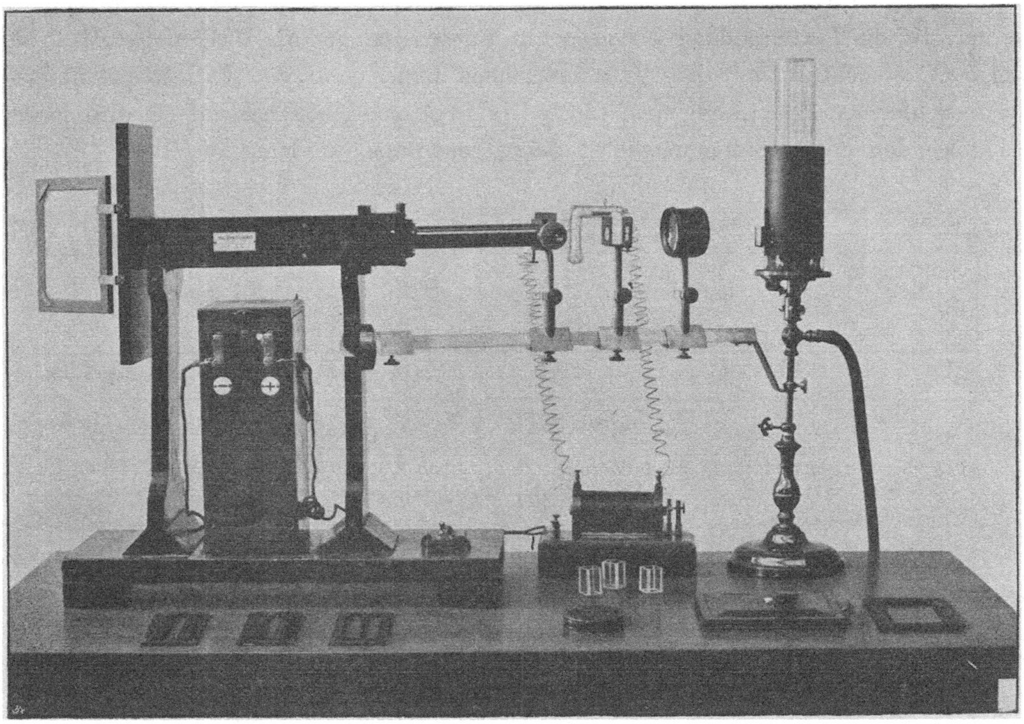

Fig. 3. Gesamtbild der spektrophotographischen Einrichtung.
Die Stative auf der optischen Bank sind der Deutlichkeit halber verschoben und die Heliumröhre ist senkrecht gestellt.

Die Kassette ist für Plattenformate von 6 × 9 und 9 × 12 cm eingerichtet; sie läuft in einer mit Millimeterteilung versehenen Schlittenführung (Textabbildung 4, c), um eine Reihe von Spektren genau untereinander auf derselben Platte aufnehmen zu können.

Auf den Platten beträgt die Längsausdehnung der Spektren für den Abstand von 400—700 $\mu\mu$ 46 mm und ihre Breite 11 mm. Bei gleichzeitiger Aufnahme des Heliumspektrums, das einen Raum von 2,5 mm Höhe beansprucht, können auf einer 9 × 12 Platte bis zu 8 Spektren einschließlich des Heliumspektrums aufgenommen werden.

Im Kassettenlaufbrett ist eine Blende angebracht (Textabbildung 4, a), die nur das zu exponierende Stück der Platte frei läßt. Durch Einsetzen schmalerer Blenden kann die Breite der Spektren verringert werden. Von den schmaleren Spektren kann natürlich eine entsprechend größere Anzahl auf eine Platte gebracht werden; auch ist ein unmittelbares Aneinanderreihen der Absorptionsspektren ohne Zwischenschaltung des Heliumspektrums, wie z. B. auf Tafel II C ausführbar.

Von seiner ursprünglichen Verwendung als Plattenprüfapparat her enthält der von uns verwendete Spektrograph ein Zwillingsprisma, das wir verschiebbar haben einrichten lassen (Textabbildung 4, b). Dieses Prisma ermöglicht durch Teilung des vom Gitter erzeugten Spektrums, zwei gleichzeitige Aufnahmen eines und desselben Spektrums auszuführen. Sofern nicht Wert darauf gelegt wird, derartige Doppelaufnahmen, wie z. B. zur Prüfung von zwei verschiedenartigen Platten unter denselben Verhältnissen auszuführen, kann von der Anbringung dieses Zwillingsprismas abgesehen werden.

Als Lichtquelle wurde für alle Untersuchungen Gasglühlicht mit dem Degea-Glühstrumpf der Deutschen Gasglühlichtgesellschaft (Auer) benutzt, das eine ausreichend konstante Lichtstärke gab. Ein bei vorliegenden Aufnahmen benutzter Degea-Glühkörper war nach einigen hundert Brennstunden noch unversehrt; eine merkliche Änderung der Lichtstärke war, nach der Deckung der Platten zu urteilen, nicht eingetreten[1]).

Der Gasdruck (37—38 mm Wasser) wurde mittels Wassermanometers kontrolliert. Die Lichtquelle ist in üblicher Weise mit einer Blechhülse umgeben, die das Licht durch einen mit matter Glasscheibe versehenen Ausschnitt austreten läßt.

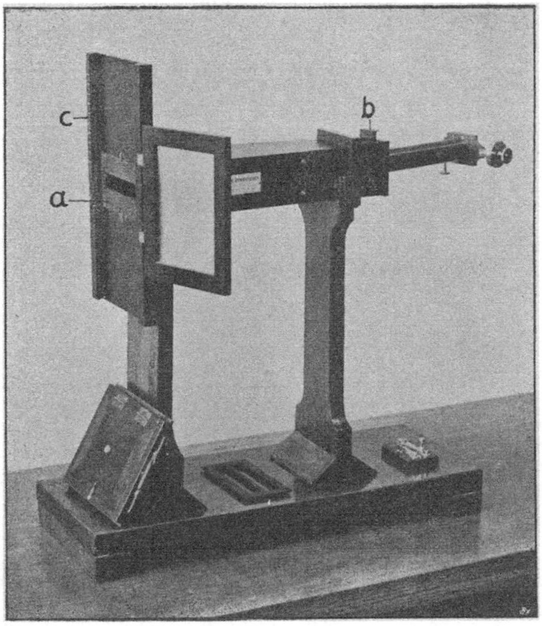

Fig. 4. Der Gitterspektrograph mit verstellbarer Kassette an der Kamera.

a) Blende im Kassettenlaufbrett.
b) Verschiebbares Zwillingsprisma zur Teilung des Spektrums.
c) Millimeterteilung. (Für die photographische Aufnahme durch eine gröbere Teilung ersetzt.)

Zwischen Lichtquelle und Spektrograph ist auf der optischen Bank ein Kondensor eingeschaltet, der die beleuchtete matte Glasscheibe in etwa natürlicher Größe und, zur Erzielung einer möglichst gleichmäßigen Beleuchtung, etwas unscharf auf dem Spalt des Spektrographen abbildet. Von der richtigen Beleuchtung des Spaltes hängt im wesentlichen die parallele Begrenzung der Absorptionserscheinungen auf den Platten ab.

Zur Aufnahme der zu untersuchenden Flüssigkeiten dienten Gefäße aus farblosem Glase von 14 mm lichter Weite und 30 mm Höhe. Um fremdes Licht von dem Spalt abzuhalten, sind vor und hinter den Gefäßen geschwärzte Blenden angebracht, von denen die dem Kondensor zunächst gelegene einen rechteckigen Ausschnitt (von 16 × 13 mm), die andere einen kleineren kreisförmigen Ausschnitt hat.

---

[1]) Dies entspricht den Untersuchungsergebnissen der Physikalisch-Technischen Reichsanstalt, wonach beim Degea-Strumpf während 1200 Brennstunden die Lichtstärke zu 95 bis 100 H gefunden wurde.

Die Lagebestimmung der Absorptionsstreifen kann durch gleichzeitiges Photographieren einer Skala oder dadurch bewirkt werden, daß auf jeder Platte geeignete Linienspektren mit dem Spektrum photographiert werden. Nach diesen Orientierungsspektren kann dann eine Skala gezeichnet und den Abbildungen angefügt werden. Bei Aufnahmen mit Sonnenlicht, wie sie z. B. Gamgee und Mirto ausgeführt haben, können die im Spektrum selbst auftretenden Fraunhoferschen Linien zur Orientierung dienen.

Da das Anbringen einer genauen photographierbaren Skala (Wellenlängenskala) bei dem Gitterspektrographen nicht unerhebliche technische Schwierigkeiten machen würde, benutzten wir das von Tschermak[1]) für spektrometrische Zwecke vorgeschlagene und auch von Garten[2]) bei der Photographie des Absorptionsspektrums vom Sehpurpur verwendete Linienspektrum des Heliums, welches eine dieses Gas enthaltende Geißlersche Röhre gibt. Die von uns benutzte Form der Heliumröhre ist in der Textabbildung 5 wiedergegeben. Um sie in Tätigkeit zu setzen, genügt schon ein kleiner Funkeninduktor mit Kondensator von etwa 1 cm Funkenlänge. Als Stromquelle diente der auf der Textabbildung 3 sichtbare Akkumulator von 2 Volt Spannung.

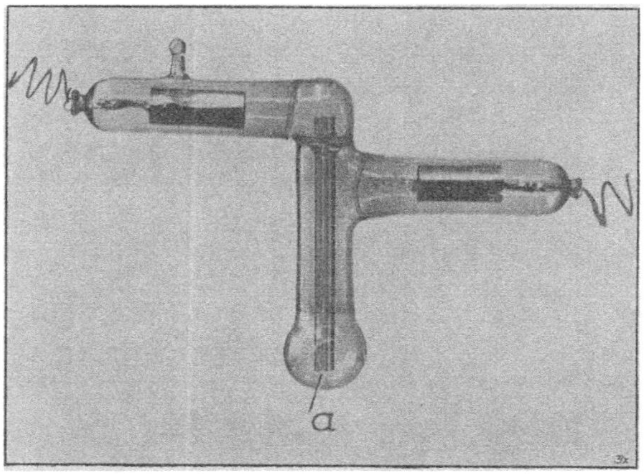

Fig. 5. Die Heliumröhre.

a) Ende der leuchtenden Kapillarröhre. Die in der Abbildung in der Längsansicht gezeichnete Heliumröhre wird beim Versuch wagerecht gestellt, so daß a gegen das total reflektierende Prisma gerichtet ist.

Das Heliumspektrum wurde oberhalb jedes einzelnen Absorptionsspektrums und zwar gleichzeitig mit diesem aufgenommen.

Die folgenden stärksten, über das ganze Spektrum verteilten Linien des Heliumspektrums[3]) sind, mit Ausnahme der bei 667,8 gelegenen, auf den meisten Abbildungen der beigegebenen Tafeln deutlich zu erkennen.

Farbe	Wellenlänge
rot	667,8
orangegelb	587,6
grün	501,6
grün	492,2
blau	471,3
blau	447,2
indigo	438,8

[1]) A. Tschermak, Über spektrometrische Verwendung von Helium. Pflügers Arch. f. d. ges. Physiol. 1902, Bd. 88, S. 95.

[2]) a. a. O.

[3]) Vgl. H. Kayser, Handbuch der Spektroskopie 1902, Bd. II, S. 560.

Farbe	Wellenlänge
indigo	412,1
violett	402,6
ultraviolett	396,5
ultraviolett	388,9

Die Heliumlinien sind zur Orientierung nicht ohne weiteres genügend; vielmehr ist eine sie ergänzende Wellenlängenskala erforderlich. Eine solche Skala, in der überdies die Fraunhoferschen Linien und drei Heliumlinien ($\lambda = 667{,}8$, $587{,}6$ und $388{,}9\ \mu\mu$) eingetragen sind, wurde im vergrößerten Maßstabe gezeichnet und in entsprechender Größe photographisch reproduziert. Diese Skala konnte bei der Herstellung von Zelloidinpapierabzügen in das auf jeder Platte als erste Aufnahme vorhandene kontinuierliche Spektrum des Gasglühlichts einkopiert werden [1]). In dieser Form wurden die von uns hergestellten Kopien ausgeführt und auch teilweise von Franz Müller (a. a. O.) übernommen.

Durch Anwendung des von der Neuen Photographischen Gesellschaft in Steglitz ausgeführten photographischen Druckverfahrens haben sich die Einzelheiten der Aufnahmen auf den photographischen Platten und auf dem Papierabzug zum größten Teil auch bei der Vervielfältigung darstellen lassen; die einzelne Kopie kann aber naturgemäß durch das Verfahren, wobei sämtliche 7 Tafeln auf einmal gedruckt werden, nicht durchweg ersetzt werden. Hierbei mußte auf das Einkopieren einer Skala verzichtet werden. Es wurden die kontinuierlichen Spektren weggelassen und an ihrer Stelle jedesmal die oben erwähnte, hier noch mit einer Teilung von 10 zu 10 $\mu\mu$ versehene Skala aufgedruckt. Außerdem wurde am unteren Ende größerer Spektrenreihen noch eine Teilung von 10 zu 10 $\mu\mu$ angefügt.

Die photographische Arbeitsweise. Photographische Aufnahmen im blauen und violetten Teil des Spektrums können mit gewöhnlichen Bromsilbergelatineplatten gemacht werden. Handelt es sich jedoch um die Wiedergabe der grünen, gelben oder roten Spektralbezirke im einzelnen oder um die gleichzeitige Wiedergabe des gesamten sichtbaren Spektrums, so sind mittels geeigneter Farbstoffe farbenempfindlich gemachte (sensibilisierte) Platten erforderlich. Die Bestrebungen, eine für alle Spektralfarben genau gleich empfindliche Platte herzustellen, liegen schon ziemlich weit zurück; auch ist frühzeitig der Versuch gemacht worden, sensibilisierte Platten zur Photographie des gesamten sichtbaren Teiles der Blutfarbstoffspektren zu benutzen. Schon im Jahre 1892 schreibt Bider [2]), der sich zu diesem Zwecke der H. W. Vogelschen Azalinplatte bediente, daß man dem Ziele, eine für alle Teile des Spektrums gleich empfindliche Platte herzustellen, immer näher komme. Jedoch existiert auch gegenwärtig noch keine Platte, die dieser Anforderung vollkommen entspricht. Auch die besten derartigen Platten zeigen an einzelnen Stellen des Spektrums noch gewisse Unterschiede

[1]) Zuerst wurde von der Skala eine Kopie hergestellt und auf diese das zu kopierende Negativ so aufgelegt, daß das kontinuierliche Spektrum auf die Skala und die Linien des darunter befindlichen Heliumspektrums mit den auf der Skala gezeichneten genau in je eine Vertikale fielen. Hierdurch war die Stellung der Skala auch zu den übrigen auf dem Negativ befindlichen Spektren festgelegt.

[2]) a. a. O. S. 611.

in der Empfindlichkeit (Sensibilisationsminima und -maxima), denen auf den Photogrammen dunklere und hellere Stellen entsprechen, diese treten je nach der Expositionszeit mehr oder weniger deutlich hervor. Mit dem Vorhandensein solcher Empfindlichkeitsunterschiede ist in jedem einzelnen Falle zu rechnen, um vor Täuschungen insbesondere hinsichtlich der Intensität der Absorptionserscheinungen gesichert zu sein. Die jeder Aufnahmeserie vorausgeschickte Kontrollaufnahme, die auf den Photogrammen auf Tafel VIII B bis C und E bis G beibehalten ist, zeigen die Lage dieser Empfindlichkeitsminima an.

Bei unseren Aufnahmen verwendeten wir die panchromatische Spektralplatte der Firma Wratten & Wainwright in Croydon (England), die Isokolbadeplatte (Lewin, Miethe und Stenger) und in einigen Fällen die Pinacyanolplatte, außerdem vereinzelt gewöhnliche Bromsilberplatten für Aufnahmen im Violett.

a) Die käufliche panchromatische Spektralplatte von Wratten & Wainwright.

Unter sieben verschiedenen Handelsmarken bewährte sich die von der Neuen Photographischen Gesellschaft in Steglitz zu beziehende panchromatische Spektralplatte von Wratten & Wainwright für unsere Zwecke am meisten, und wir haben sie auch längere Zeit ausschließlich benutzt. Bei Verwendung dieser Platten wurde die unten im einzelnen beschriebene Versuchsanordnung innegehalten. Die Spaltbreite betrug bei allen Aufnahmen 0,1 mm und die Expositionszeit 3 Minuten. Unter diesen Bedingungen wurde bei Vorschaltung eines mit Wasser gefüllten Glastroges ein in allen Teilen des Spektrums gut gedecktes, jedoch nicht übermäßig dichtes Negativ erhalten. Auf jeder Platte wurde vor der Aufnahme der Absorptionsspektren zunächst ein derartiges Spektrum zur Kontrolle aufgenommen (vgl. hierzu S. 243).

Gleichzeitig mit jedem Absorptionsspektrum erfolgte die Aufnahme des Heliumspektrums bei 2 Minuten Expositionszeit.

Zur Entwickelung diente Metol-Hydrochinonentwickler[1]).

Da die panchromatischen Platten zur Vermeidung von Schleierbildung bis zur erfolgten Fixierung am besten bei völliger Dunkelheit behandelt werden, empfiehlt es sich, die zur Entwickelung nötige, vorher ausprobierte Zeit (hier 3 Minuten) unter Benutzung eines Metronoms oder einer Minutenuhr mit Glockenzeichen festzustellen.

Nach dem Entwickeln werden die Platten abgespült, in saurem Fixierbad[2]) fixiert und gewaschen.

b) Die Isocolbadeplatte (Lewin, Miethe und Stenger).

Gegenüber der Annehmlichkeit, käufliche Platten verwenden zu können, bedeutet die Ausführung der Sensibilisierung eine unbequeme Vorbereitung für die Spektro-

[1]) Zusammensetzung des Entwicklers: Lösung I. 500 ccm destilliertes Wasser, 50,0 g kristallisiertes, schwefligsaures Natrium, 5,0 g Hydrochinon, 1,0 g Metol. Lösung II. 500 ccm destilliertes Wasser, 50,0 g kohlensaures Kalium.

Zum Gebrauch wurden gemischt: Je 15 ccm der Lösungen I und II, 30 ccm destilliertes Wasser und 3 Tropfen Bromkaliumlösung (1 : 10). Die Temperatur des Entwicklerbades muß zwischen 18 und 20° gehalten werden.

[2]) Zusammensetzung des Fixierbades: 100,0 g unterschwefligsaures Natrium, 500 ccm Wasser und 25—50 ccm käufliche saure Sulfitlauge.

photographie, insbesondere wenn es sich um nur gelegentliche Anwendung des Verfahrens handelt.

Wir sahen uns aber, entgegen der eingangs genannten Absicht, durchgehends fertiges Plattenmaterial zu verwenden und trotz der mit der vorstehenden Platte erzielten zufriedenstellenden Ergebnisse, später veranlaßt, selbstsensibilisierte Platten zu benutzen, weil die vorher besprochene panchromatische Spektralplatte nicht mehr in der für uns wünschenswerten Gleichmäßigkeit erhältlich war[1]).

Als solche kam allein in Betracht die Isocolbadeplatte, die von Lewin, Miethe und Stenger[2]) zur Photographie der Blutfarbstoffspektren verwendet und besonders empfohlen worden ist. Auf die Vorzüge dieser Platte sind wir von Herrn Geheimen Regierungsrat Professor Dr. Miethe gelegentlich eines Besuchs, den wir ihm in seinem Institut abstatteten, hingewiesen worden. Bei diesem Besuch hatten wir Gelegenheit, ihm und Herrn Dr. Stenger die mit Hilfe der Platten der Firma Wratten & Wainwright gewonnenen Photographien, die auf dem 14. internationalen Kongreß für Hygiene demonstriert wurden, zu zeigen. Der zur Sensibilisierung dienende Farbstoff Isocol[3]) ist eingehend von Stenger[4]) untersucht worden, der darüber u. a. folgendes mitteilt: „Isocol besitzt einen so gleichmäßigen Verlauf der Empfindlichkeitskurven, wie keiner der anderen Sensibilisatoren, eine Grünlücke ist nur angedeutet, ein Empfindlichkeitsminimum zwischen dem grünen und gelben Maximum ist so gut wie nicht vorhanden. Von der Wellenlänge 590 ab nimmt die Farbenempfindlichkeit langsam ab und erreicht ihr Ende bei etwa 660 bis 690 $\mu\mu$, je nach der Länge der Exposition“.

Die von uns hergestellten Isocolplatten, deren Sensibilisierung weiter unten angegeben ist, zeigten gegenüber den von Stenger beschriebenen insofern eine kleine Verschiedenheit, als die Empfindlichkeit von 590 $\mu\mu$ an gegen das rote Ende hin nicht gleichmäßig abnahm, sondern nach einer schätzungsweise bis 610 $\mu\mu$ verlaufenden allmählichen Abnahme wiederum eine wenn auch geringe Zunahme aufwies[5]).

---

[1]) Neuerdings scheint die Firma größeren Wert auf die Gleichmäßigkeit dieser Platte zu legen, wenigstens wird eine während der Drucklegung dieser Arbeit bezogene Probe in der Aufschrift als „beste panchromatische Platte von bisher unerreichter Empfindlichkeit für alle Farben“ bezeichnet, und es wird in der Gebrauchsanweisung angegeben, daß etwa eintretende Schwankungen in der Farbenempfindlichkeit bekannt gemacht werden sollen.

[2]) Pflügers Arch. f. d. ges. Physiol. 1907, Bd. 118, S. 82.

[3]) Die Farbenfabriken vorm. Friedrich Bayer & Co. in Elberfeld, die das Isocol herstellen, haben uns eine größere Probe davon überlassen.

Die Firma gibt neuerdings auf Wunsch eine eingehende Beschreibung zur Sensibilisierung und weiteren Behandlung der Platten auf Grund eigener, in ihrer photographischen Abteilung gewonnener Erfahrungen. Wir sind der Firma für Überlassung des Isokols und der genannten Mitteilungen zu Dank verpflichtet.

[4]) Vergleichende Untersuchung photographischer Gelatineplatten inbezug auf die Farbenwiedergabe. Ztschr. f. Reproduktionstechnik 1906, Heft 3—5.

[5]) Dieser Unterschied in der Empfindlichkeit liegt zwar im Spektrum in einem Bezirk, dessen Freisein von Absorptionserscheinungen bei den mit Ameisensäure behandelten Versuchstieren, in deren Blut sich angeblich Methämoglobin bildet, von Wert ist; störend ist dieser geringe Empfindlichkeitsunterschied jedoch nicht, da Kontrollaufnahmen und Aufnahmen ver-

Die Abbildungen auf Tafel VII B und C geben das kontinuierliche Spektrum des Gasglühlichts auf der panchromatischen Spektralplatte von Wratten & Wainwright und der Isocolbadeplatte bei 0,1 mm Spaltbreite und Expositionszeiten von 3, 2 1/2, 2, 1 1/2, 1, 1/2, und 1/4 Minute[1]) wieder. Beide Platten sind für denselben Bereich des sichtbaren Spektrums verwendbar; doch treten die Empfindlichkeitsunterschiede bei der Isocolplatte noch weniger hervor als bei der panchromatischen Spektralplatte. Auf beiden Platten ist, außer den bei längeren Expositionszeiten fast völlig verschwindenden Empfindlichkeitsminima, bei etwa 380 $\mu\mu$, d. h. an der Stelle, wo die Einwirkung des Gasglühlichtspektrums nach dem Ultraviolett hin deutlich abzunehmen beginnt, ein schwacher, schmaler Streifen sichtbar, der sich auch auf allen anderen Plattensorten (sensibilisierten und nicht sensibilisierten) wiederfand; er wird vermutlich durch die Absorption der in dem Apparat verwendeten Gläser hervorgerufen.

Die von uns zur Herstellung der Isocolplatten benutzte Sensibilisierungsweise unterscheidet sich von der von Lewin, Miethe und Stenger angegebenen nur insofern, als alkoholische Bäder[2]) angewendet wurden; das Trocknen der Platten ist dann mittels eines kleinen Ventilators in etwa der gleichen Zeit wie bei Verwendung einer wässerigen Lösung und eines Trockenschrankes zu erreichen.

Zur Sensibilisierung wurden „Agfa-Platten" der Aktiengesellschaft für Anilinfabrikation in Berlin benutzt, die in folgender Lösung 4 Minuten gebadet wurden:

5 ccm Isocollösung (1 Teil Isokol in 1000 Teilen 90 volumprozentigem Alkohol),
70 „ Alkohol von 90 Volumprozent,
2 „ Ammoniak (Spez. Gew. 0,960),
130 „ destilliertes Wasser.

---

schiedener Konzentrationen der Blutlösungen leicht Aufklärung darüber geben, was dem Empfindichkeitsunterschiede der Platten oder dem spektralen Verhalten der Blutlösungen zuzuschreiben ist. Die Ursache dieser geringen Verschiedenheit durch besondere Untersuchungen aufzuklären, lag für uns keine Veranlassung vor; Herr Dr. Stenger, mit dem wir im Februar 1909 hierüber sprachen, vermochte ebenfalls nicht ohneweiteres den Grund für den Unterschied anzugeben, wies aber darauf hin, daß Isokol keinen einheitlichen chemischen Stoff darstelle, wodurch vielleicht die Erklärung für gewisse kleine Abweichungen in seiner Wirkung gegeben sei.

[1]) Zur Orientierung über die Verwendbarkeit verschiedener im Handel erhältlicher farbenempfindlicher Plattensorten haben wir mit derselben Abstufung der Expositionszeiten und unter sonst gleichen Bedingungen das kontinuierliche Spektrum noch auf der panchromatischen Platte von Lomberg in Langenberg (Rheinl.), der panchromatischen Zeitplatte von Kranseder in München, der Perchromoplatte von Perutz in München, ferner auf der Pinacyanolplatte, der Pinachromplatte und der Colorplatte von Westendorp & Wehner in Cöln a. Rh. und schließlich zum Vergleich auf der nicht sensibilisierten Agfa-Platte der Aktiengesellschaft für Anilinfabrikation in Berlin aufgenommen. Von der Reproduktion dieser Serien von Aufnahmen ist Abstand genommen worden, um die Abhandlung nicht mehr als notwendig mit photographischen Beilagen zu belasten.

[2]) Nach E. Valenta wirkt bei Isocol die Verwendung äthylalkoholischer Bäder günstig. (Photogr. Korresp. 1907, S. 449; Eders Jahrbuch d. Photographie 1908, S. 383.) Die photographische Abteilung der Farbenfabriken vorm. Friedr. Bayer & Co. in Elberfeld gibt in ihrer Gebrauchsanweisung zur Herstellung von Isocolbadeplatten an, daß auch für die in wässeriger Lösung gebadeten und mit Wasser gewaschenen Platten das Trocknen durch (stärkeren) Alkohol angängig sei und gute, klare Platten liefere, die jedoch in der optischen Sensibilisation etwas gegen diejenigen zurückstehen, die nur mit Wasser behandelt waren.

Hierauf wurden die Platten 3 Minuten in einer Mischung aus 70 ccm Alkohol von 90 Volumprozent und 130 ccm destilliertem Wasser gewaschen; dann wurden sie einige Minuten hingestellt, auf der Glasseite durch Abwischen mit einem Tuch von anhängenden größeren Flüssigkeitstropfen befreit und schließlich bei Zimmerwärme und trockener (staubfreier) Luft mittels Ventilators in längstens 30 Minuten getrocknet. Die angegebenen Flüssigkeitsmengen reichen höchstens für 8 Platten vom Format 9 × 12 aus. Die Sensibilisierung ist bei völligem Lichtabschluß vorzunehmen.

Wenn es auch empfehlenswert ist, die Platten jederzeit frisch herzustellen, so erwiesen sie sich uns doch für einige Tage brauchbar.

Bei den mit Isocolbadeplatten hergestellten Aufnahmen wurde genau die gleiche Arbeitsweise eingehalten, die bei den panchromatischen Spektralplatten von Wratten und Wainwright beschrieben worden ist.

Die Isocolplatten haben, abgesehen von wenigen Ausnahmen, zur Aufnahme der auf den Tafeln II—VIII dargestellten Spektren gedient.

c) Die Pinacyanolplatte.

In einigen Sonderfällen, wo es lediglich auf die Wiedergabe von Absorptionserscheinungen im Rot ankam, wurden Pinacyanolplatten verwendet, deren Empfindlichkeit für rote Strahlen noch etwas weiter geht als bei den vorher genannten Platten. Die starken Empfindlichkeitsminima der Pinacyanolplatten in anderen Spektralbezirken kamen dabei nicht in Betracht.

Der Sensibilisator Pinacyanol wird von den Farbwerken vorm. Meister, Lucius und Brüning in Höchst a. M. hergestellt. Pinacyanolplatten sind im Handel erhältlich. Bei den damit gemachten Aufnahmen wurden verschiedene Spaltweiten und Expositionszeiten angewendet, worüber näheres bei der Besprechung des Hämatins und in den Erläuterungen zu den Tafeln angegeben ist. Die Entwicklung und Fixierung wurde in der bei den panchromatischen Spektralplatten beschriebenen Weise ausgeführt.

d) Die Bromsilberplatte.

Gewöhnliche, nicht sensibilisierte Bromsilberplatten wendeten wir nur in vereinzelten Fällen an. Eine solche Aufnahme ist auf der Tafel VIII D 11 wiedergegeben, wo der Streifen des Oxyhämoglobins im Violett dargestellt ist.

Zu den Photogrammen auf den Tafeln II bis VIII sind noch einige erklärende Bemerkungen zu machen. Das jedesmal als erstes Bild auf der Platte aufgenommene Kontrollspektrum [1]), d. h. das kontinuierliche Spektrum des Auerlichtes auf der verwendeten Platte beim Durchgang der Lichtstrahlen durch einen mit destilliertem Wasser gefüllten Glastrog, wurde bei der Reproduktion auf photographischem Wege aus technischen Gründen weggelassen und durch eine nachträglich aufgedruckte Wellenlängenskala ersetzt. Geblieben ist dieses Kontrollspektrum nur auf Tafel VIII in B, C, E, F und G.

---

[1]) Franz Müller (a. a. O.), der einige unserer Photogramme seiner Darstellung der Blutfarbstoffe zugrunde gelegt hat, bezeichnet dieses als Plattenkontrolle.

Durch das photographische Druckverfahren sind bei der Wiedergabe der 212 Spektren, die aus etwa der vierfachen Zahl von Photogrammen ausgewählt wurden, hier und da kleine Unterschiede im Sinne einer Verstärkung oder Abschwächung der Absorptionserscheinungen gegenüber den direkten Abzügen von den Platten eingetreten, die aber nicht der spektrophotographischen Methode zuzuschreiben sind. Diese kleinen Mängel (S. 239), die überhaupt erst bei der Reproduktion zum Vorschein gekommen sind, hätten sich unschwer durch Neuaufnahme der betreffenden Spektren beseitigen lassen, die aber in diesem Stadium der Drucklegung aus verschiedenen Gründen nicht mehr durchführbar war.

Ein Zurechtfinden auf den Spektren der Tafeln II bis VIII wird durch den Vergleich mit der Textabbildung 2 erleichtert. Ein Ablesen der Lage der Absorptionsstreifen sollen die oben und unten angebrachten Wellenlängeneinteilungen ermöglichen.

IV. Die mit Hilfe der Photographie darstellbaren Eigenschaften des Blutfarbstoffs und seiner Derivate.

Bei den nachfolgenden Beschreibungen des spektralen Verhaltens des Blutfarbstoffs und seiner Derivate sind wir auf die von den Entdeckern der spektralen Erscheinungen gegebene Charakteristik zurückgegangen und haben sie, soweit dies für die vorliegende Betrachtung erforderlich erschien, durch das Ergebnis der späteren Forschungen ergänzt. Bei der Durchsicht der Originalarbeiten der ersten Untersucher des Blutfarbstoffs und seiner Derivate zeigt sich vielfach, daß die Eigentümlichkeiten derselben im Spektrum bereits mit großer Schärfe beobachtet worden sind; häufig sind durch spätere Untersuchungen wesentlich neue Merkmale nicht aufgefunden worden. In den Lehrbüchern finden sich aber die spektralen Charakteristika nicht selten ohne Berücksichtigung der von den ersten Untersuchern gegebenen Merkmale dargestellt. Auf irgend eine in der Fachliteratur vorliegende Darstellung der Absorptionserscheinungen im Spektrum von Blut, wie sie u. E. den tatsächlichen Verhältnissen durchweg entsprechen würde, haben wir uns nicht stützen können. Eine eingehende historisch-kritische Übersicht der Fachliteratur hat sich deshalb nicht umgehen lassen; um die Übersichtlichkeit der nachfolgenden Darstellung nicht zu stören, ist diese in den später folgenden V. Abschnitt verwiesen worden. In die einzelnen Kapitel in diesem Abschnitt IV sind, soweit es zweckdienlich und für das Verständnis erforderlich erschien, die wichtigsten Ergebnisse dieser kritischen Übersicht herübergenommen worden.

1. Das Oxyhämoglobin.

Die für Oxyhämoglobin charakteristischen Absorptionsbanden sind bis auf einige wenige Einzelheiten einheitlich in der Fachliteratur beschrieben. Sie sind hinreichend bekannt, sodaß hier auf die Ausführungen im historisch-kritischen Teil verwiesen werden kann. Bei unseren Versuchen konnten wir uns auch durch die Photographie überzeugen, daß das Oxyhämoglobin im Blute des Menschen, des Kaninchens, des Hundes und der Katze das gleiche Absorptionsspektrum zeigt. Mit Kaninchenblut wurde eine Reihe von 10 verschiedenen Konzentrationen der Blutlösung von 1 : 70 bis 1 : 2000 photographiert (Tafel II A), von Katzenblut auf Tafel III B (Nr. 2, 4, 6, 8 und 10) die Konzentrationen 1 : 70 bis 1 : 500 und auf Tafel III A analoge, jedoch mit der Konzentration 1 : 100 beginnende Lösungen von Menschenblut. Die Spektren auf Tafel II A sind mit der panchromatischen Spektralplatte von Wratten und Wainwright aufgenommen[1]).

Ergänzt man die Reihe von Spektren von Kaninchenblut in den verschiedenen Konzentrationen auf Tafel II A durch die Spektren 3 und 4 auf Tafel VIII E und F (Konzentrationen 1 : 20 und 1 : 40) und durch die in der medizinischen Klinik 1909 Nr. 7 abgebildete Reihe, die mit der Konzentration der Blutlösung 1 : 5000 endigt, so läßt sich hieraus — da die Spektrophotogramme im übrigen unter den gleichen Versuchsbedingungen ausgeführt sind — folgende Charakteristik des Oxyhämoglobinspektrums in einer (Kaninchen-) Blutlösung ableiten:

Bei fortschreitender Verdünnung einer Blutlösung wird außer im Rotorange zunächst im Grünen Licht durchgelassen, bis sich die Absorption im Gelbgrün in zwei Banden auflöst. Diese für Oxyhämoglobin charakteristischen Banden treten etwa in der Verdünnung 1 : 100 bis 1 : 200, weshalb man in der klinischen Blutspektroskopie in der Regel 1—$^1/_2$ $^0/_0$ige Blutlösungen zur Untersuchung verwendet, am deutlichsten in die Erscheinung. Von diesen zwischen D und E gelegenen Streifen α und β ist der α-Streifen schmaler als der β-Streifen, zeigt aber bei den schwächeren Verdünnungen eine größere Intensität (Tafel II A 6) und verschwindet später als dieser (Tafel II A 7, vergl. auch Tafel II B 10). Mit einem Blick überschaut man, daß der erste der beiden Streifen (α) bei der Konzentration 1:70 (Kaninchenblut) die Heliumlinie $\lambda = 587{,}6\ \mu\mu$ und damit die D-Linie ($\lambda = 589{,}2\ \mu\mu$) fast berührt, daß er aber in demselben Blut mit abnehmender Konzentration immer mehr von ihr abrückt, indem er an Breite verliert. Er unterscheidet sich auch dadurch vom β-Streifen, daß er sich bei zunehmender Verdünnung der Lösung auf beiden Seiten verschmälert, während der β-Streifen, worauf Valentin[2]) aufmerksam gemacht hat, seine dem roten Ende des Spektrums zugewendete Kante weit weniger zurückschiebt als die dem Violett zugekehrte. Damit steht es auch im Zusammenhang, daß Formánek bei seinen Messungen das Maximum dieses β-Streifens nicht mit derselben Sicherheit zu bestimmen vermochte, wie das Dunkelheitsmaximum des α-Streifens. Diese Reihe von Spektren auf Tafel II A (und ebenso die Spektren 2, 4, 6, 8, 10 auf Tafel II B) lehren im übrigen überzeugend, wie sehr die früher fast allgemein übliche und auch jetzt noch nicht selten angegebene Begrenzung der Oxyhämoglobinstreifen nach ihrer Ausdehnung variabel ist und nur im Zusammenhang mit der untersuchten Blutkonzentration einen sicheren Schluß zuläßt, wie im V. Abschnitt ausführlich dargelegt wird. Ebenso wie die besprochenen beiden Absorptionsstreifen sich verändern, rückt auch die einseitige Auslöschung im Blau mit der zunehmenden Verdünnung der Blutlösung immer mehr nach der Seite des Ultravioletts zu; sie beginnt bei der Konzentration 1 : 70 um ein Beträchtliches über der Heliumlinie $\lambda = 447{,}2\ \mu\mu$ nach der Seite der längeren Wellen hin und rückt mit abnehmender Konzentration der Blutlösung mehr und mehr nach dem Ultraviolett

[1]) Entsprechende Aufnahmen des Spektrums einer Kaninchenblutlösung mit der Isocolbadeplatte sind in der Medizinischen Klinik 1909 Nr. 7 abgedruckt.

[2]) a. a. O.

zu vor. Nach und nach tritt sodann in der einseitigen Auslöschung im Blauviolett eine Aufhellung einer bestimmten Partie im Ultraviolett auf, die auf der Tafel II A bei Nr. 6 (Konzentration 1 : 300) beginnt und bei Nr. 7 (Konzentration 1 : 500) unter Begrenzung eines Absorptionsstreifens sehr deutlich ist.

Bei 8, 9, 10 und 11, wo unter den eingehaltenen Versuchsbedingungen jede Andeutung der Absorptionsstreifen im Gelbgrün fehlt, ist dieser ebenfalls für das Oxyhämoglobin kennzeichnende Streifen im Violett ($\lambda = 414\ \mu\mu$, Gamgee; $\lambda = 415\ \mu\mu$, Lewin, Miethe und Stenger), der nach dem ersten Beobachter auch als Soretscher Streifen und von Gamgee als γ-Streifen bezeichnet wird, als intensive, scharf begrenzte Absorption zu erkennen. Mit abnehmender Konzentration der Blutlösung (bis 1 : 5000, unter den eingehaltenen Untersuchungsbedingungen — Schichtdicke usw. —) nimmt dieser Streifen im Violett an Intensität und Ausdehnung ab. Unter den eingehaltenen Untersuchungsbedingungen war es noch in der Verdünnung 1 : 5000 möglich, Blut[1]) an seinem Spektrum auch auf der photographischen Reproduktion zu erkennen. Wieweit sich die Grenze der Nachweisbarkeit bei Erhöhung der Schichtdicke, Änderung der Expositionszeit usw. hinaufrücken läßt, wurde nicht untersucht, weil dies eine weitere zeitraubende methodische Durchprüfung des Einflusses dieser Faktoren notwendig gemacht haben würde, dies aber außerhalb unseres Versuchsplans lag.

Die allmähliche Aufhellung im äußersten Violett und Ultraviolett unter Bildung eines typischen Streifens ist auch auf Tafel II B bei den Spektrenpaaren 8, 9 und 10, 11 zu erkennen. Auf Tafel III A finden sich in Nr. 8 und 10 die analogen Verhältnisse für das Blut eines Menschen, auf Tafel III B 8 und 10 für das Blut einer Katze.

Auch durch diese allmähliche Auflösung der Totalauslöschung zu einem besonderen Streifen dürfte gezeigt sein, wie wichtig derartige Reihenuntersuchungen, wie sie in vorliegender Abhandlung für Oxyhämoglobin und einige Umwandlungsprodukte desselben (Methämoglobin, Tafel IV A, D und Tafel V A; Kohlenoxydhämoglobin, Tafel II B und III A, B usw.) photographiert worden sind, für die Darstellung der spektralen Eigenschaften des normalen und des umgewandelten Blutfarbstoffs sind. Franz Müller[2]) hat aus den Photogrammen dieser Konzentrationsreihen die Spektrogramme des Oxyhämoglobins, Kohlenoxydhämoglobins sowie des Methämoglobins in neutraler und alkalischer Lösung (Kaninchenblut) konstruiert, Darstellungen, die zuerst Rollett[3]) gegeben hatte.

2. Das (reduzierte) Hämoglobin.

Als Kennzeichen des Oxyhämoglobins ist ferner das Spektrum bei der spontanen oder künstlichen Umwandlung des Blutfarbstofts in (reduziertes) Hämoglobin und bei der spontanen oder künstlichen Rückverwandlung dieses Reduktionsprodukts in Oxyhämoglobin anzusehen. Der Blutfarbstoff zeigt, je nachdem er sauerstoffhaltig oder sauerstoffrei ist, ein ganz verschiedenes spektrales Verhalten (Stokes).

---

[1]) Abbildung in Medizinische Klinik 1909 Nr. 7.

[2]) Franz Müller, a. a. O. S. 665, 682, 698 und 700.

[3]) Rollett, Physiologie des Blutes, Hermanns Handb. d. Physiol. 4. Bd., 1. H., 1880, S. 48 ff.

Als charakteristisch für das Spektrum des (reduzierten) Hämoglobins wird eine breite, etwas verwaschene Bande im Gelbgrün angesehen, deren Absorptionsmaximum sich nach Formánek nicht mit genügender Schärfe bestimmen läßt. Die Einzelheiten im Verhalten dieser Bande sowie überhaupt im Spektrum des Hämoglobins kommen in den Photogrammen auf Tafel III, C und D zur Darstellung, die nur eine kleine Zahl der im ganzen ausgeführten photographischen Aufnahmen des Hämoglobinspektrums bilden.

Die Hämoglobinlösungen wurden hergestellt teils durch Zusatz von Reduktionsmitteln (gelbes Schwefelammonium, Tafel III, C und D; Stokessche Lösung, Tafel VI, A und B), teils durch die beim Stehenlassen einer Blutlösung eintretende spontane Reduktion. Die bei allen diesen Eingriffen entstehenden Spektra sind in den wesentlichen Eigenschaften unter sich gleich; nur weist das Orange im Spektrum bei Verwendung von Schwefelammonium den später näher zu beschreibenden Sulfhämoglobinstreifen auf (S. 263).

Bei der Reduktion tritt an Stelle der beschriebenen beiden Streifen des Oxyhämoglobins im Gelbgrün eine einzige Bande auf, die bei bestimmten starken Konzentrationen (1 : 70 auf Tafel III, D 3) mit dem vorgelagerten Schatten über den α-Streifen hinausragt; bei schwächeren Konzentrationen (1 : 100 [Nr. 5] und 1 : 150 [Nr. 7] ebendort) tritt immer mehr allein der stark absorbierte (Kern-)Teil dieser Bande in die Erscheinung. Das Maximum der Lichtauslöschung dieser Bande liegt etwa in der Mitte zwischen den dunkelsten Stellen der beiden Oxyhämoglobinstreifen (Lewin, Miethe und Stenger). Die Spektra in Tafel III, D 4—7 geben die von Stokes beschriebene Stimmgabelform bei Betrachtung der Spektrenpaare des Hämoglobins und Oxyhämoglobins wieder. Verfolgt man die Absorptionsbande des Hämoglobins bei absteigender Konzentration der Lösungen, so sieht man — immer bei Gegenüberstellung des Hämoglobinspektrums und des dazu gehörigen Spektrums des Oxyhämoglobins, aus dem ersteres entstanden ist — daß sich die Umwandlung der beiden Oxyhämoglobinstreifen in die einzige Bande nicht soweit verfolgen läßt, als die beiden Oxyhämoglobinstreifen gesehen werden können. Bei gewissen niedrigen Konzentrationen verschwinden mit der Umwandlung in Hämoglobin zwar die genannten beiden Streifen, das Hämoglobinband stellt sich aber nicht ein. Verwandelt man aber durch Schütteln das Hämoglobin wieder in das sauerstoffhaltige Produkt, so treten auch die typischen α- und β-Streifen wieder auf. Selbst bei diesen niedrigen Konzentrationen der Blutlösungen macht sich aber noch die weitere Eigentümlichkeit des Hämoglobinspektrums geltend, nämlich die Verschiebung der einseitigen Auslöschung, die fast ohne Übergang einsetzt, nach dem Violett zu und die größere Lichtdurchlässigkeit im blauen Spektralbezirk. Dieses weitere Kennzeichen des Hämoglobinspektrums ist in Tafel III D 3, 5 und 7 gegenüber 2, 4 und 6 und auf Tafel VI A und B 4 gegen 5 und 7 gegen 8 mit aller Schärfe zu erkennen. In keinem anderen Fall setzt sich die Absorption im Blauviolett so scharf gegen den lichtdurchlässigen Teil des Spektrums ab wie beim Hämoglobin. Diese Spektren auf Tafel VI A und B wurden so gewonnen, daß ein und dasselbe Kaninchenblut zunächst durch Stehenlassen reduziert und nach der photographischen Aufnahme des Spektrums durch Schütteln mit Luft wieder oxyhämoglobinhaltig gemacht und unmittelbar darauf von neuem photographiert wurde. Die weiteren Spektren noch geringerer Konzentration dieser Lösungen sind aus Platzmangel nicht mit abgedruckt.

Als drittes Kennzeichen ist für das Spektrum des Hämoglobins das Vorhandensein eines Streifens im Violett anzusehen (Tafel VIII, D 4). Dieser Streifen ist gegenüber dem des Oxyhämoglobins merklich nach dem roten Ende des Spektrums verschoben. Nach den Messungen Lewins, Miethes und Stengers liegt sein Maximum bei $\lambda = 429\ \mu\mu$. Der von diesen Autoren abgebildete Streifen im Violett ist nach der Seite des Ultravioletts nicht begrenzt, da das Spektrum in diesem Falle nur etwa bis $\lambda = 410\ \mu\mu$ reicht. Bei einer Reihe von Aufnahmen, bei denen die Konzentrationen 1 : 1000, 1 : 1500 und 1 : 2000 einer Kaninchenblutlösung vor und nach dem Zusatz von Stokesscher Lösung untereinander von uns photographiert wurden, kam dieser Unterschied in der Lage gegenüber dem entsprechenden Streifen des Oxyhämoglobins außerordentlich deutlich zur Geltung. Von einer Reproduktion dieser Spektrenpaare mußte abgesehen werden. Der Streifen im Violett kann mit zur Erkennung des (reduzierten) Hämoglobins benutzt werden, wie ein Blick auf die Spektra des Oxyhämoglobins und von acht Derivaten auf Tafel VIII D ohne weiteres dartut.

3. Das Kohlenoxydhämoglobin.

Die schon von Hoppe-Seyler aufgestellten Kennzeichen des Spektrums einer Kohlenoxydhämoglobinlösung gegenüber dem Spektrum des Oxyhämoglobins, die Verschiebung der Absorptionsbanden nach dem violetten Teil des Spektrums zu, die Abnahme des Zwischenraums zwischen beiden Streifen und die geringere Absorption des blauen Lichts im Kohlenoxydhämoglobinspektrum bei Hinausrücken der einseitigen Absorption, lassen sich mit Hilfe der Photographie über allen Zweifel sicher erkennen.

Unsere Versuche erstrecken sich auf Kaninchenblutlösungen, die mit Kohlenoxydgas oder kohlenoxydhaltigem Leuchtgas behandelt worden waren, auf das Blut einer durch Leuchtgas akut vergifteten Katze und auf das Blut aus der Leiche eines an Leuchtgasvergiftung verstorbenen Menschen.

Wir gingen zunächst (Tafel II B) so vor, daß wir — wiederum um eine Reihe von Spektren von Blutlösungen verschiedener Konzentration zu erhalten — von einem und demselben (Kaninchen-)Blut eine Oxyhämoglobinlösung und durch Sättigen mit Kohlenoxyd, das aus Oxalsäure gewonnen und durch Natronlauge gewaschen wurde, eine entsprechende Kohlenoxydblutlösung herstellten. Diese beiden Lösungen wurden gleichmäßig bis zur Konzentration 1 : 500[1]) (Auftreten des Streifens im Violett) verdünnt.

Die Spektrenpaare 2 und 3 bis 10 und 11 auf Tafel II B bedürfen kaum einer Erklärung. Selbst noch das Spektrenpaar 8 und 9 zeigt, wie beim Kohlenoxydspektrum der α-Streifen von der Heliumlinie ($\lambda = 588\ \mu\mu$) mehr nach der Seite der kürzeren Wellenlängen rückt und der Zwischenraum zwischen beiden Streifen geringer ist als bei dem darüberstehenden Oxyhämoglobinspektrum. Das dritte Kennzeichen des Kohlenoxydhämoglobinspektrums, die größere Lichtdurchlässigkeit im Blau und das

---

[1]) Das Spektrum einer Konzentration 1 : 1500 findet sich auf Tafel IV C Nr. 3 dargestellt.

Hinausrücken der einseitigen Absorption im Blauviolett, die bei dem ersten Spektrenpaar (1 : 70) besonders in die Augen springt, ist selbst noch bei der Verdünnung 1 : 200, bei der die Verschiebung der beiden Streifen nur noch andeutungsweise zu sehen und die Verschmälerung des Zwischenraumes zwischen beiden kaum noch zu erkennen ist, sowie bei der Konzentration 1 : 500, bei der die Streifen eben nur noch hauchartig erscheinen, zu konstatieren.

Hinsichtlich der Absorption im Blau besteht eine bemerkenswerte Übereinstimmung zwischen Kohlenoxydhämoglobin und Hämoglobin, nur daß beim Hämoglobin mehr die größere Lichtdurchlässigkeit des blauen Teils ins Auge springt, während beim Kohlenoxydblut die Verschiebung der einseitigen Auslöschung sinnfälliger ist (vergl. die Spektren in Tafel II B 3, 5, 7, sowie VI A und B, 4 und 7).

Des weiteren (Tafel II C) wurde wiederum von einer Kaninchenblutlösung (1:100) die eine Hälfte durch Durchleiten von Kohlenoxyd mit diesem Gas gesättigt und durch Mischen der ursprünglichen Blutlösung und der Kohlenoxydblutlösung eine Blutmischung mit absteigendem Gehalt an Kohlenoxydblut hergestellt. Auf Tafel II zeigen die Photogramme unter C 2 und 3 die Spektra von normalem Blut und von gesättigtem Kohlenoxydblut (100 %), 5 zeigt das Spektrum einer Mischung von 75 % Kohlenoxydblut mit 25 % Blut, 7 das einer Mischung von 50 % Blut mit 50 % Kohlenoxydblut und 9 das einer solchen von 70 % Blut mit 30 % Kohlenoxydblut, jedesmal unter dem zugehörigen Spektrum des Oxyhämoglobins (4, 6, 8). Bei weiteren Verdünnungen (20 % und 15 %ig) waren die drei Kennzeichen des Kohlenoxydbluts nicht mehr mit genügender Sicherheit zu erkennen, weshalb sie hier nicht mitreproduziert worden sind.

Dies steht im Einklang mit den Angaben in den Lehrbüchern der gerichtlichen Medizin[1]), nach welchen ebenfalls die Grenze der Nachweisbarkeit von kohlenoxydhaltigem Blut auf spektroskopischem Wege unter den üblichen Untersuchungsbedingungen bei etwa 25 % Kohlenoxydhämoglobin in Blut liegt.

Tafel III B zeigt die spektralen Erscheinungen des Blutes einer an Leuchtgasvergiftung nach 5 Minuten gestorbenen Katze. Die Konzentrationen der Lösungen entsprechen denen auf Tafel II B. In den stärkeren Lösungen sind die aufgestellten drei Kennzeichen deutlich zu erkennen, bei den schwächeren Lösungen verwischen sie sich. Das Hinausrücken der einseitigen Absorption nach rechts ist am wenigsten deutlich zu sehen und verschwindet am frühesten. Es scheint also dieses Kennzeichen durch das gleichzeitige Vorhandensein von Oxyhämoglobin, wie es bei einer derartigen

---

[1]) Handbuch der gerichtlichen Medizin, herausgegeben von Schmidtmann 1905, Bd. 1, S. 876 (Wachholz). — H. Marx, Praktikum der gerichtlichen Medizin. Berlin 1907, S. 80. — Dagegen gibt Kurpjuweit (Zur Verfeinerung des spektroskopischen Nachweises von Kohlenoxydhämoglobin im Blut, Vierteljahrsschrift für gerichtl. Medizin 1907, 3. Folge, Bd. 34, S. 14) an, daß er bei Einhaltung einer besonderen Methode (Messung der Breite des durch Einwirkung eines Reduktionsmittels entstehenden Hämoglobinbandes im Blut, das Kohlenoxydhämoglobin und Oxyhämoglobin enthält, worauf übrigens schon Formánek [a. a. O.] hinweist), bis herab zu 15 % ermitteln konnte. Schumm (Über den Nachweis von Kohlenoxyd im Blute, Medizin. Klinik 1908, S. 875) gibt an, mit Hilfe dieser Beobachtung noch einen Gehalt von 10 % Kohlenoxydhämoglobin im Blut nachgewiesen zu haben.

Vergiftung der Fall ist, stark beeinflußt zu werden, so daß es nicht mit derselben Schärfe hervortritt wie bei einer Blutlösung, die in vitro mit Kohlenoxyd gesättigt wird.

Durch das Entgegenkommen des Direktors der II. medizinischen Klinik an der Universität Berlin, Herrn Geh. Med.-Rat Professor Dr. Kraus, dem wir hierdurch zu Dank verpflichtet sind, gelangten wir in den Besitz einer Blutprobe, die einer später genesenen Frau etwa 9 Stunden nach der Einatmung von Kohlendunst durch Aderlaß entnommen war. Entsprechend der zwischen Einatmung des Gases und Blutentnahme verflossenen langen Zeit und dem Grade der Vergiftung ließen sich beim Vergleich der Spektren dieses Blutes in mehreren Verdünnungen mit Blut einer anderen Kranken keinerlei Kennzeichen der Kohlenoxydvergiftung nachweisen. Es lag also wohl der Gehalt des Blutes an Kohlenoxydhämoglobin unter der erwähnten Grenze der spektroskopischen Nachweisbarkeit, wofür auch der negative Ausfall der angestellten chemischen Nachweismethoden spricht.

Der Direktor der Unterrichtsanstalt für Staatsarzneikunde, Herr Geh. Med.-Rat Professor Dr. Straßmann, hatte die besondere Güte, uns für unsere Zwecke das Blut eines Mannes, der an Leuchtgasvergiftung 5 Tage vorher gestorben war, zu überlassen, wofür wir ihm auch an dieser Stelle danken möchten. Die Tafel III A enthält die Ergebnisse der photographischen Aufnahmen des Spektrums dieses Blutes in verschiedenen Konzentrationen; die zusammengehörigen Spektren sind hier mit Weglassung der Zwischenräume unmittelbar untereinander photographiert worden. Das Blut, das schon äußerlich durch eine kirschrote Farbe das Vorhandensein von Kohlenoxyd erkennen ließ und durch die üblichen chemischen Proben als kohlenoxydhaltig erwiesen wurde, ergab, daß bei stärkeren Konzentrationen (1 : 100 bis 1 : 200) der α-Streifen nur verbreitert ist, so daß, da auch der β-Streifen breiter wird, der Zwischenraum zwischen beiden sich verengert und die nach dem violetten Ende des Spektrums zu liegende Begrenzung des β-Streifens gegen das Violett vorrückt. Bei der Konzentration 1 : 200 ist auch die Verschiebung der nach dem Rot gelegenen Begrenzung des α-Streifens nach rechts zu erkennen.

Die Verschiebung der einseitigen Auslöschung im Violett ist auf Tafel III A nicht ausgesprochen, ebenso wie sie in dem Blut der mit Leuchtgas vergifteten Katze (Tafel III B) nur angedeutet war. Nach alledem dürfte der Gehalt des untersuchten Menschenbluts an Kohlenoxyd noch 5 Tage nach dem Tod nahe an der Grenze des spektroskopischen Nachweises unter den üblichen Versuchsbedingungen gelegen haben.

Wir glaubten, diesen Fall, trotzdem er keinen Schulfall darstellt, hier abbilden zu sollen, weil er unseres Erachtens geeignet ist zu zeigen, wie allein durch Untersuchung von Lösungen verschiedener Konzentration — selbst ohne Zuhilfenahme der später noch zu beschreibenden Reduktionsprobe (vergl. Tafel III C) — durch den photographischen Beleg der vollgiltige Beweis für das Vorhandensein eines kohlenoxydhaltigen Blutes auch bei nicht sehr hohem Kohlenoxydgehalt zu erbringen ist. Wenn es möglich gewesen wäre, das Blut mehrerer derartiger Vergiftungsfälle zu photographieren, so würde es ohne Zweifel gelungen sein, Bilder zu erlangen, die den Photogrammen unserer Laboratoriumsversuche noch näher kommen, wenn es naturgemäß auch nicht möglich sein wird, die nämlichen Bilder, wie beim Sättigen einer Blutlösung mit Kohlenoxyd zu erlangen, da der Mensch weit früher stirbt, als das gesamte Oxyhämoglobin in Kohlenoxyhämoglobin umgewandelt ist.

Auch Lewin, Miethe und Stenger fanden, daß das Blut eines Tieres (Kaninchen?), das durch Leuchtgaseinatmung nach 7 Minuten gestorben war, die Streifen zwischen D und E weit weniger nach dem violetten Ende des Spektrums verschoben zeigte, als eine durch Einleiten von Kohlenoxyd gesättigte Blutlösung (siehe die Zahlen im V. Abschnitt).

Über die Lage des Streifens im violetten Bezirk des Spektrums sagen unsere Photogramme (Tafel II B 11 Kaninchenblut; III A 11 Menschenblut; III B 11 Katzenblut) aus, daß dieser, wie dies Lewin, Miethe und Stenger durch genaue Messungen festgestellt haben, nicht völlig sich mit dem des Oxyhämoglobins deckt, er ist — nicht wie die Streifen im sichtbaren Spektrum nach der Seite der kürzeren Wellen — sondern nach der der längeren Wellen verschoben, wenn auch nicht, wie Gamgee angegeben hat, um ein Beträchtliches (6 $\mu\mu$), sondern nur um etwa 1 $\mu\mu$ (Lewin, Miethe und Stenger). Auch auf Tafel IV C, wo der Streifen des Kohlenoxydhämoglobins (Nr. 3) unmittelbar neben dem entsprechenden des Oxyhämoglobins (Nr. 2) in einer Blutlösung 1 : 1500 abgebildet wird, ist zu erkennen, daß die Lage nicht völlig identisch ist.

Überzeugend tritt dies auch auf Tafel III A 11 im Vergleich mit 10 in die Erscheinung.

Einer der zahlreichen Versuche, das spektrale Verhalten kohlenoxydhaltigen Blutes nach Zusatz eines Reduktionsmittels zu photographieren, ist auf Tafel III C wiedergegeben. Blut des im Vorstehenden beschriebenen an Leuchtgas gestorbenen Mannes wurde in der Konzentration 1 : 200 mit Schwefelammonium versetzt. Entgegen dem Vergleichsversuch mit normalem menschlichem Blut (Spektrum 2) blieben bei der Reduktion des Leuchtgasblutes (Spektrum 3) die beiden Streifen bestehen, wenn auch naturgemäß, dem gleichzeitig noch vorhandenen Gehalt an Oxyhämoglobin entsprechend, eine leichte Verdunkelung in dem Zwischenraum zwischen den beiden Streifen eintrat.

Unseres Erachtens zeigen die photographischen Darstellungen die Charakteristika des Kohlenoxydhämoglobinspektrums mit solcher Schärfe und Sicherheit, daß in allen Fällen, wo im Blut Kohlenoxydhämoglobin in solchen Mengen vorhanden ist, daß der spektrale Nachweis unter den üblichen Versuchsbedingungen gelingt, auch durch die Photographie von Blutlösungen verschiedener Konzentrationen in Gegenüberstellung mit Lösungen unveränderten Blutes, etwa nach Art und Umfang der Tafel II B, der Beweis einer vorliegenden Kohlenoxydvergiftung erbracht werden kann und ausgeführt werden sollte, damit die Photogramme auch dem Nichtarzt, z. B. dem Richter oder Geschworenen, als Beweisstücke vor Augen geführt werden können.

Aber es gelingt auch, durch die Photographie den wichtigen Nachweis zu erbringen, daß beim Durchleiten von Kohlenoxyd durch eine Blutlösung die beiden Oxyhämoglobinstreifen nicht sofort[1]) in die endgiltige Lage einrücken, sondern daß

[1]) Formánek 1901, S. 517.

sie verschiedene Phasen bis zur definitiven Einstellung durchlaufen. Auf Tafel VIII A ist ein solcher Versuch wiedergegeben; die Spektren in Nr. 3—6 lassen erkennen, wie der erste der beiden Streifen im Gelbgrün von der ursprünglichen Lage (Spektrum in Nr. 2 und 7) immer mehr von D abrückt, bis er schließlich sich endgültig im Spektrum Nr. 6 einstellt. Dadurch daß im Spektrum Nr. 7 noch einmal das Spektrum der Ausgangslösung (Spektrum Nr. 2) photographiert worden ist, dürfte das allmähliche Hinausrücken des ersten der beiden Absorptionsstreifen bei der Umwandlung des Oxyhämoglobins in Kohlenoxydhämoglobin deutlich zur Darstellung gebracht sein. Als Ausgangsmaterial diente eine Kaninchenblutlösung (Konzentration 1 : 100). Das Spektrum dieser Lösung wurde zunächst am Anfang (Nr. 2) und am Ende (Nr. 7) der Platte aufgenommen, sodann wurde nacheinander in gleiche Mengen der nämlichen Blutlösung Kohlenoxydgas in lebhaftem Strom eingeleitet und zwar 10 Sekunden, 30 Sekunden, 2 Minuten und 5 Minuten lang. Von jeder dieser vier mit Kohlenoxyd behandelten Blutlösungen wurde unmittelbar nach Beendigung der Durchleitung eine Probe photographiert, so daß die photographische Aufnahme beendet war, bevor die Kohlenoxyddurchleitung der nächsten Blutlösung begonnen wurde.

Alle diese Einzelheiten im Spektrum einer Kohlenoxydhämoglobinlösung lassen sich auch mit der panchromatischen Spektralplatte von Wratten & Wainwright in aller Schärfe und Deutlichkeit photographisch darstellen.

4. Das Methämoglobin.

Das Methämoglobin genannte Umwandlungsprodukt des normalen Blutfarbstoffs stellt eine Zwischenstufe zwischen dem Oxyhämoglobin und dem Hämatin dar. Es entsteht auf mannigfaltige Weise, bei der spontanen Zersetzung von Blut und durch zugesetzte reduzierende, oxydierende usw. Agentien. Das Methämoglobin ist im Gegensatz zum Hämatin noch in Oxyhämoglobin zurückzuverwandeln. In neutraler und in alkalischer Lösung zeigt es ein verschiedenes Spektrum, die neutrale Lösung weist als kennzeichnend eine Absorptionsbande im Orange und unter gewissen Verhältnissen (Konzentration usw.) noch weitere drei Streifen auf, von denen der sogenannte vierte Methämoglobinstreifen, der im Grün gelegen ist, ein Gegenstand wissenschaftlicher Kontroverse ist, und der zweite und dritte, in der Lage der Oxyhämoglobinstreifen, teils als durch Reste von Oxyhämoglobin verursacht, teils als dem Methämoglobin zukommend gedeutet worden sind. Das Spektrum des Methämoglobins in alkalischer Lösung ist gekennzeichnet durch eine Absorption, die als sogenannter Vorschlagsschatten oder als gesondertes Band vor dem an der Stelle des α-Streifens des Oxyhämoglobins gelegenen Streifen auftritt.

Bei dieser Sachlage erschien es uns erforderlich, für die Charakteristik des spektralen Verhaltens dieses Umwandlungsproduktes des Blutfarbstoffs etwas eingehendere Unterlagen zu schaffen.

Zu unseren Untersuchungen wurde erstens Kaninchenblut, das durch Zusatz von Kaliumferricyanid umgewandelt worden war, zweitens das Blut von einem Hund, der vom Mastdarm aus Natriumnitrit (0,4 g pro kg Tier) erhalten hatte, drittens das Blut von Katzen, die vom Unterhautzellgewebe aus mit Anilin vergiftet worden waren, und viertens kristallisiertes Methämoglobin verwendet. Die hier in Frage kommenden photographischen Abbildungen finden sich auf den Tafeln IV, V, VI und VIII; bei der Schilderung der zahlreichen Untersuchungen, bei denen wieder Reihenversuche an Blutlösungen verschiedener Konzentration ausgeführt wurden, soll von den Vergiftungsversuchen am Tier ausgegangen werden.

Tafel IV A zeigt eine mit dem Blut eines durch Nitrit vergifteten Hundes hergestellte Reihe von Lösungen, beginnend mit den Konzentrationen 1 : 30, 1 : 50 und 1 : 60, also mit weit stärkeren Konzentrationen, als sie zur Darstellung des Oxyhämoglobinspektrums (1 : 70 und schwächer) gedient hatten. Bei der Konzentration 1 : 30 ist das Spektrum bis zur D-Linie absorbiert; im Orange ist der typische Streifen als breite Absorption ($\lambda = 634\ \mu\mu$, Formánek) zu erkennen; bei fortschreitender Verdünnung desselben Blutes lichtet sich die Auslöschung im Gelbgrünblau und es tritt deutlich zunächst ein an der Stelle des α-Streifens des Oxyhämoglobins liegendes Band auf, bis schließlich zwei weitere Streifen, der eine an der Stelle des β-Streifens, der andere im Blau, etwa bei $\lambda = 500\ \mu\mu$, sich ebenso deutlich aus der Absorption herauslösen. Mit dem Hervortreten dieser drei Streifen blaßt der Streifen im Orange mehr und mehr ab. Das Blut des vergifteten Hundes zeigt demnach, entsprechend seinem Gehalt an Oxyhämoglobin und Methämoglobin, ein Spektrum mit einem Streifen im Orange, einer Bande im Blau und zwei Bändern in der Lage der beiden Oxyhämoglobinstreifen zwischen D und E. Die Vergiftung war soweit vorgeschritten, daß das Blut die charakteristische schokoladenbraune Färbung des Methämoglobinblutes zeigte und der Hund, nach den sonstigen Vergiftungserscheinungen zu urteilen, dem Tode nahe war. Das Blut enthielt gleichwohl noch Oxyhämoglobin; eine völlige Umwandlung von Oxy- in Methämoglobin ist im lebenden Organismus bekanntlich nicht möglich, da bei einem Gehalt von etwa 40% umgewandelten Blutfarbstoffes die Vergiftung sich geltend macht und bei etwa 75% der Tod erfolgt. Darnach dürften wohl in dem vorliegenden Fall die beiden Streifen zwischen D und E ohne Zweifel auf den Gehalt an Oxyhämoglobin im untersuchten Blut zurückzuführen sein. Bei den schwächeren Verdünnungen (1 : 800 bis 1 : 2000), wo jede Andeutung von Absorptionen im sichtbaren Teil des Spektrums fehlt, hebt sich aus der einseitigen Auslöschung der charakteristische Streifen im Violett heraus. Auf Tafel VIII B ist das Spektrum des Blutes einer vom Unterhautzellgewebe aus mit Anilin vergifteten Katze in den Konzentrationen 1 : 20 und 1 : 40 abgebildet.

Wurde weiterhin in Lösungen von Kaninchenblut Methämoglobin erzeugt durch Zusatz kleiner Mengen von Kaliumferricyanid, so entstand die Konzentrationsreihe D auf Tafel IV. Diese Spektra unterscheiden sich auf den ersten Blick von der eben besprochenen Reihe dadurch, daß deutlich nur der Streifen im Orange und die Bande im Blau hervortritt, daneben kann der α-Streifen nur in der stärksten Konzentration deutlich wahrgenommen werden, während der β-Streifen in den sich anschließenden Konzentrationen etwas intensiver erscheint und schließlich (Nr. 6) allein von beiden noch zu erkennen ist.

Zur Beurteilung der Frage, welche Bedeutung den beiden in der Lage der Oxyhämoglobinstreifen zwischen D und E beobachteten Streifen bei der Methämoglobinbildung zuzumessen ist, wurden an einem und demselben Kaninchenblut folgende Versuche angestellt. Auf der einen Seite wurde so wenig Kaliumferricyanid zugesetzt, daß die Umwandlung des Oxyhämoglobins in Methämoglobin nur eingeleitet wurde, auf der anderen Seite wurde das Reagens in solchen Mengen zugesetzt, daß eine vollständige Umwandlung in Methämoglobin angenommen werden konnte. Im ersteren Fall zeigten sich die vier beschriebenen Streifen, etwa wie bei der Vergiftung am Hund (Tafel VI A, Nr. 2 und 6), im letzteren Fall war jedoch nur der Streifen im Rot und die Bande im Blau zu erkennen (Tafel VI B, Nr. 2 und 6). Diese Methämoglobinlösung zeigte demnach ein zweibandiges Spektrum.

Auf Tafel V D wird gezeigt, wie je nach dem Gehalt des zur Herstellung der Blutlösung verwendeten destillierten Wassers an Kohlensäure beim Versetzen der Lösung z. B. mit Kaliumferricyanid ein zwei- oder ein vierbändriges Methämoglobinspektrum erhalten werden kann. In Nr. 2 findet sich das Spektrum einer mit kohlensäurefreiem destilliertem Wasser hergestellten Blutlösung, die mit wenig Kaliumferricyanid versetzt wurde; wurde diese Lösung durch Anhauchen kohlensäurehaltig gemacht, so wurde entsprechend den im Abschnitt V zu besprechenden Beobachtungen von Sorby und Ray Lankester die Umwandlung des Oxyhämoglobins in Methämoglobin begünstigt; dementsprechend nimmt der Streifen im Orange an Intensität zu, die im Gelbgrün gelegenen Bänder büßen an Deutlichkeit ein (Nr. 3).

Bei der Untersuchung von Lösungen kristallisierten Methämoglobins (Tafel IV B, Nr. 2 und 3) treten die zwei Bänder im Orange und im Blau, von einem noch schwächeren Streifen an der Stelle des β-Streifens des Oxyhämoglobins begleitet, in die Erscheinung; ein Absorptionsstreifen in der Lage des α-Streifens ist hier nicht zu erkennen. Es müßten daher nach diesen Versuchen die beiden Streifen in der Lage des Oxyhämoglobinstreifens als nicht zum Spektrum des Methämoglobins gehörig, sondern als von vorhandenem Oxyhämoglobin herrührend angesehen werden, wenn nicht das Ergebnis der Versuche Haldanes und Fr. Müllers dagegen spräche, nämlich, daß „ein durch Einwirkung von Ferricyankalium auf arterielles Blut unter Abspaltung des gesamten locker chemisch gebundenen Sauerstoffs gewonnenes Methämoglobin die betreffenden Streifen immer noch besitzt“ [1]).

Bei dem vorher erwähnten Versuch an zwei jungen Katzen, die vom Unterhautzellgewebe aus mit einer tödlichen Gabe Anilin vergiftet waren, gelang es, im Höhestadium der Vergiftung den typischen Methämoglobinstreifen im Orange des Spektrums im zirkulierenden Blut des Ohrs durch Spektroskopieren nachzuweisen.

Bisher scheint die spektroskopische Untersuchung zum Nachweis von Methämoglobin im Blut während des Lebens beim Versuchstier noch nicht angewendet worden zu sein. Da es beim Menschen auf keine Schwierigkeiten stößt, im durchleuchteten Ohr die Oxyhämoglobinstreifen mit dem Spektroskop zu sehen, darf angenommen werden, daß auch beim Menschen im Falle von Vergiftung mit Anilin, Kaliumchlorat

[1]) Vergl. hierüber die unterdessen erschienene Abhandlung Franz Müllers im Handbuch der Biochemie Bd. 1, S. 700.

usw. Methämoglobin an dem Streifen im Orange während des Lebens spektroskopisch erkannt, und die spektroskopische Untersuchung unmittelbar am lebenden Versuchstier oder am vergifteten oder sonst an schweren Bluterkrankungen leidenden Menschen ausgeübt werden kann.

Die spektralen Eigenschaften von Methämoglobin in alkalischer Lösung geben, wiederum in einer Reihe von Lösungen fallender Konzentration, die Spektra auf Tafel V A wieder. Bei der stärksten Konzentration ist vom Spektrum nur der rote Teil sichtbar, erst durch Verdünnen auf 1 : 50 entwickelt sich aus der Totalabsorption heraus das charakteristische Spektrum des Methämoglobins in alkalischer Lösung, gekennzeichnet durch zwei Streifen zwischen D und E, die die Lage der Oxyhämoglobinstreifen aufweisen, und durch einen vor dem α-Streifen liegenden schmaleren und schwächeren Streifen, der hier als gesonderte Bande auftritt (während er auch unter gewissen Verhältnissen als Vorschlagsschatten am α-Streifen erscheint) und dessen Intensität nach dem roten Ende des Spektrums hin zunimmt[1]). Mit zunehmender Verdünnung nehmen diese zwei Streifen des Methämoglobins in alkalischer Lösung und die erwähnte dritte Absorption an Intensität ab; schließlich tritt durch Aufhellung im Ultraviolett ein Streifen im Violett heraus, der — wie auch Tafel IV C 5 und VIII D 6 erkennen lassen — von dem entsprechenden Streifen des Methämoglobins in neutraler Lösung verschieden in seiner Lage ist; er ist meßbar nach dem roten Ende des Spektrums zu verschoben.

Auf der Tafel V werden in B und C die Spektra von Methämoglobin in neutraler und in alkalischer Lösung verschiedener Konzentrationen (1 : 30 bezw. 1 : 50 bis 1 : 80) gegenübergestellt. Die Spektra in B stammen von einer in Methämoglobin übergeführten Kaninchenblutlösung, die in C vom Blut eines mit Nitrit vergifteten Hundes (vergl. Tafel IV D und A). Auf Tafel V C erscheint bei den stärkeren Konzentrationen, insbesondere bei 5, der dritte Streifen als Vorschlagsschatten vor dem α-Streifen. Bei B 6 und 8 lassen die Spektra des Methämoglobins in neutraler Lösung zwischen D und E Streifen nicht erkennen; beim Zusatz von Ammoniak (7 und 9) erscheinen an der Stelle der beiden Oxyhämoglobinstreifen die beiden in der Konzentrationsreihe der alkalischen Methämoglobinlösung (Tafel V A) beschriebenen Banden. Auch auf Tafel VI B ist in den Spektren 2 und 3 das gleiche Verhalten zu erkennen. In V C ist mit Deutlichkeit zu konstatieren, daß in allen Fällen die Oxyhämoglobinstreifen des Methämoglobinblutes durch den Zusatz von Ammoniak breiter und intensiver werden.

Ebenso treten in den Lösungen des untersuchten kristallisierten Methämoglobins (Tafel IV B) nach dem Zusatz von Ammoniak in der Lage der beiden Oxyhämoglobinstreifen sehr stark zwei Banden auf (Nr. 4 und 5 gegenüber 2 und 3); auch hier ist der β-Streifen intensiver als der α-Streifen.

Was die bisher vorliegenden Abbildungen von photographischen Aufnahmen des Methämoglobins (Lewin, Miethe und Stenger) anlangt, so ist zu erwähnen, daß

---

[1]) Lewin, Miethe und Stenger beschreiben nur einen gesonderten Streifen, während Ziemke und Müller nur von dem vorgelagerten Schatten sprechen.

diese Reproduktionen für das Methämoglobin weder in neutraler noch in alkalischer Lösung ein alle Spektralgebiete umfassendes Spektrum wiedergeben, so daß der sogenannte vierte Absorptionsstreifen des Methämoglobins auf den Photogrammen überhaupt nicht dargestellt ist. Diese Autoren geben an, daß Blutlösungen, in denen mit Kaliumferricyanid Methämoglobin erzeugt wurde, die Absorptionsstreifen nicht sehr scharf hervortreten ließen und daß sie deswegen auch schwer photographierbar waren. Bei unsern Versuchen mit derartig umgewandelten Blutlösungen, die ja vielfach als Unterlage für die Untersuchungen des Spektrums des Methämoglobins gedient haben, sind wir derartigen Schwierigkeiten, wie die Tafel IV D und V A dartun, nicht begegnet.

Der im Violett gelegene Streifen des Methämoglobins in neutraler Lösung ist in seinem allmählichen Auftreten bei Untersuchung von Blutlösungen absteigender Konzentration dargestellt für eine mit Kaliumferricyanid versetzte Kaninchenblutlösung auf Tafel IV D, für das Blut eines mit Nitrit vergifteten Hundes auf Tafel IV A, außerdem für eine Blutlösung (1 : 1500) auf Tafel IV C 4 und auf Tafel VIII D 10 (1 : 1000) in Gegenüberstellung mit den entsprechenden Streifen der andern Blutfarbstoffderivate. In allen diesen Fällen nimmt der Streifen die gleiche Lage ein und ist meßbar nach dem Ultraviolett zu gegenüber dem Streifen des Oxy- und des Kohlenoxydhämoglobins verschoben ($\lambda = 410\ \mu\mu$, nach Lewin, Miethe und Stenger).

Der dem Methämoglobin in alkalischer Reaktion zugehörende Streifen im Violett ist auf Tafel V A in seinem allmählichen Entstehen bei Betrachtung verschiedener Konzentrationen der untersuchten Blutlösung (1 : 500 bis 1 : 2000) dargestellt; seine Lage fällt mit der des Oxyhämoglobinstreifens zusammen. Um ihn photographisch gut darzustellen, sind weit stärkere Konzentrationen (1 : 800, vergl. auch VIII 6) erforderlich, als beim Methämoglobin in neutraler Lösung und beim Oxyhämoglobin. Bei unseren Versuchen haben wir aber stets weit geringere Konzentrationen der Lösungen anwenden müssen, als Lewin, Miethe und Stenger angeben (1 %ige Lösungen und 1 ccm Schichtdicke). Auf der Tafel, die diese Autoren ihrer Abhandlung beigegeben haben, ist die Absorption im Violett beim Spektrum des alkalischen, reinen Methämoglobins nach dem Ultraviolett zu nicht begrenzt.

Daß das Methämoglobin sich Reduktionsmitteln gegenüber ebenso wie Oxyhämoglobin verhält, zeigen auf Tafel VI A und B die Spektren 6 und 7 = neutrales Methämoglobin und 3 und 4 = alkalisches Methämoglobin.

Die im Vorstehenden besprochenen Photographien bringen die so schwierig zu deutenden und bisher vielfach strittigen Verhältnisse im spektralen Verhalten des Methämoglobins zur objektiven Darstellung und zur Aufklärung. Daß das Methämoglobin tatsächlich schon im zirkulierenden Blut vorhanden ist, was noch in den achtziger Jahren des vorigen Jahrhunderts bestritten worden ist, hat sich durch den Nachweis des Streifens im Orange bei direkter Spektroskopierung des Ohres von mit Anilin vergifteten Katzen über jeden Zweifel sicherstellen lassen.

Diese umfangreichen, mannigfach variierten Versuche haben wir für notwendig gehalten, um uns die Unterlage für die sichere Beantwortung der unter 13 gestellten

Sonderfrage, ob Ameisensäure im lebenden Tier Methämoglobinbildung erzeugt, zu schaffen.

5. Das Hämatin.

Lösungen von kristallisiertem Hämatin und Blutlösungen, deren Farbstoff in Hämatin umgewandelt worden ist, zeigen je nach der Reaktion ein verschiedenes spektrales Verhalten. Auch die Natur der angewendeten Säure, ihre Menge und die Länge ihrer Einwirkung, sowie die Art des Lösungsmittels (Wasser, Alkohol, Äther, Aceton) üben einen Einfluß auf das Spektralbild des Hämatins aus.

In saurer Lösung weist das Hämatin ein Spektrum auf, das mehrere nach Zahl (3 und 4) und Lage verschieden beschriebene Absorptionsbanden besitzt, von denen jedoch nur der im Rot gelegene Streifen als charakteristisch gelten kann. Eine Lösung, die durch Auffangen des dem Kaninchenohr auf die beschriebene Weise entnommenen Blutes in 1 %iger Salzsäure hergestellt wurde, zeigte gleich nach der Herstellung bei der direkten spektroskopischen Betrachtung in entsprechender Verdünnung neben dem Streifen im Rot noch zwei viel schwächere Banden im Gelbgrün, die merklich weiter nach dem violetten Ende des Spektrums zu liegen als die beiden Oxyhämoglobinstreifen. Bei einer Konzentration von 1 : 20 war in dieser Hämatinlösung nur der Streifen im Rot zu sehen, der bei noch stärkerer Konzentration der Lösung von der Absorption am roten Ende des Spektrums völlig verdeckt wurde. Die beiden anderen Streifen traten etwa bei der Konzentration 1 : 40 auf und ließen sich bis zur Konzentration 1 : 80 verfolgen. Sie waren im Spektrum nur undeutlich zu erkennen und konnten wegen der unscharfen Begrenzung ihrer Ränder ihrer Lage nach nur schwer bestimmt werden.

Bei der Darstellung des im Rot gelegenen Streifens des Hämatins in saurer Lösung konnten wir uns auf die photographische Aufnahme dieses kleinen Spektralbezirkes beschränken und uns infolgedessen der Pinacyanolplatte bedienen, die den Vorzug hat, noch etwas weiter ins Rot hinein empfindlich zu sein als die beiden anderen von uns verwendeten Plattensorten[1]). Von einer Wiedergabe der Aufnahmen von den im Gelbgrün vorhandenen zarten Absorptionserscheinungen haben wir abgesehen; auch auf den von Lewin, Miethe und Stenger veröffentlichten Photogrammen ist beim Hämatin nur der Streifen im Rot abgebildet worden, der sich bei dieser mit der Isokolplatte gewonnenen Aufnahme scharf aus dem stärker lichtdurchlässigen Nachbarbezirk heraushebt.

Von Hämatin in saurer Lösung, das wir durch Zusatz einer kleinen Menge Schwefelsäure zu einer Blutlösung (Kaninchenblut) erzeugten, die dadurch eine braune Farbe annimmt, sind auf Tafel VI G die Spektren zweier Lösungen von den Konzentrationen 1 : 30 und 1 : 60 wiedergegeben, bei denen das Spektrum etwa von der Linie D an eine totale Auslöschung zeigt, so daß nur der Streifen im Rot zu sehen ist, dessen Mitte ungefähr bei der Linie C liegt. Ein weiteres Bild findet sich auf Tafel II D als Spektrum Nr. 2 bei der vergleichenden Darstellung der verschiedenen Streifen im Rot. Auf diesem Bild, welches das Spektrum vom Hämatin in 1 %iger

---

[1]) Vgl. im übrigen auch Stenger a. a. O.

salzsaurer Lösung bei einer Konzentration von 1 : 30 zeigt, liegt der Streifen infolge der Verwendung von Salzsäure noch mehr nach dem roten Ende zu, Mitte etwa bei der Heliumlinie $\lambda = 668$, tritt aber deutlicher hervor als der entsprechende Streifen auf Tafel VI G. Auf den besprochenen Photographien ist außerdem noch eine feine Absorption bei etwa $\lambda = 610$ schwach angedeutet zu erkennen, die der Pinacyanolplatte zukommt.

Auch die photographische Aufnahme des wenig intensiven Spektrums vom Hämatin in alkalischer Lösung, die in dickerer Schicht weinrot, in dünnerer grünlich gefärbt erscheint, ist nicht ohne weiteres einwandfrei zu erreichen. Wir bringen auf Tafel VII A unter den Cyanverbindungen des Blutfarbstoffes als Spektrum Nr. 3 das Bild einer alkalischen Lösung des Hämatins in einer Konzentration von 1 : 80, die durch längere Einwirkung von Natronlauge auf eine Blutlösung hergestellt wurde. Auf diesem Spektrophotogramm ist der charakteristische Streifen nach dem Rot hin von der Heliumlinie $\lambda = 588$ noch schwach angedeutet zu erkennen, während ein zweiter noch schwächerer und dünnerer Streifen etwa ebenso weit nach dem Violett hin von der genannten Heliumlinie liegt. Daß es sich tatsächlich um Hämatin handelt, wird durch das Auftreten des Hämochromogenspektrums in derselben Blutlösung nach Zusatz von Schwefelammonium bewiesen, wie es Spektrum Nr. 6 zeigt.

Bezüglich eines Streifens im violetten Teil des Spektrums des Hämatins kamen wir zu dem gleichen Ergebnis wie Lewin, Miethe und Stenger. Auch unsere photographischen Aufnahmen, von denen wir auf Tafel V E das Spektrum von alkalischem Hämatin (Nr. 2) und von saurem Hämatin (Nr. 4) in Blutlösungen 1 : 500 abbilden, ließen einen Streifen im Violett nicht erkennen. In zweifelhaften Fällen könnte demnach durch die Photographie des violetten Teils des Spektrums die Entscheidung zwischen Methämoglobin und Hämatin getroffen werden.

Wie aus dem Anfang der vorangehenden Schilderung zu entnehmen ist, sind die Absorptionsbanden des Hämatins sehr variabel, so daß man in vielen Fällen auf sie allein nicht die Diagnose stützen kann. Als ausgezeichnetes spektroskopisches, diagnostisches Hilfsmittel erweist sich aber das Verhalten des Hämatins gegenüber alkalischen Reduktionsmitteln, das insbesondere eine sichere Abgrenzung von Methämoglobin gestattet. Während Methämoglobin, wie Tafel VI A und B Spektren Nr. 6, 7 und 8 zeigen, durch Zusatz von Reduktionsmitteln in Hämoglobin und weiter in Oxyhämoglobin übergeführt wird, entsteht aus alkalischem Hämatin unmittelbar oder aus saurem, nachdem die Lösung alkalisch gemacht worden ist, das durch ein leicht zu erkennendes zweibandiges Spektrum ausgezeichnete Hämochromogen (siehe später). Von dieser Umwandlung, deren Ausführung zur Charakterisierung des Hämatins gehört, geben die Spektren 3 und 6 auf Tafel VII A ein anschauliches Bild. Bei dieser Probe ergibt sich bisweilen, daß in einer sauren Blutlösung beide Umwandlungsstadien des normalen Blutfarbstoffes (Methämoglobin und Hämatin) nebeneinander vorhanden sind. Man sieht dann nach dem Zusatz von Schwefelammonium oder Stokesscher Lösung in der Bande des reduzierten Hämoglobins den intensiv schwarzen, scharf begrenzten ersten Streifen des Hämochromogens, der beim Schütteln mit Luft zwischen den beiden nunmehr sich zeigenden Oxyhämoglobinstreifen bestehen bleibt. Besonders überzeugend wirkt der Ausfall der Reduktionsprobe, wenn man in solchen Lösungen von alten Blutflecken, die, wie es bisweilen vorkommt, keinerlei Anzeichen von Absorptionsstreifen erkennen lassen, auf Zusatz von Schwefelammonium das markante Hämochromogenspektrum plötzlich auftreten sieht.

6. Das Hämochromogen.

Das für die Erkennung des Hämatins so wichtige Reduktionsprodukt, das Hämochromogen, ist durch ein auffallend deutliches und leicht unterscheidbares zweibandiges Spektrum gekennzeichnet, das sich für die photographische Darstellung besonders gut eignet.

Die von uns auf Tafel VI E photographisch dargestellten Spektren verschieden konzentrierter Hämochromogenlösungen, die durch Zusatz von Schwefelammonium zu alkalischen Lösungen von Hämatin gewonnen wurden, von dem eine Absorptionsbande bei 1 : 80 schon nicht mehr sichtbar war, geben die Besonderheiten des Spektrums, die Lage, die verschiedene Intensität beider Streifen und ihr Verhalten bei der Verdünnung der Lösung ausgezeichnet wieder. Der erste Streifen tritt außerordentlich markant hervor und nimmt bei fortschreitender Verdünnung der Lösung nur langsam an Intensität ab, so daß er noch in einer Konzentration von 1 : 300 (Spektrum Nr. 5) gut erkennbar ist[1]). Der zweite Streifen, der bei einer Konzentration von 1 : 60 (Spektrum Nr. 2) zwar etwas weniger dunkel aber breiter ist als der erste, nimmt an Intensität sehr viel schneller ab, wie die Spektren Nr. 3 und 4 zeigen. Bei der Konzentration 1 : 300 (Spektrum Nr. 5) ist dieser Streifen nur noch eben hauchartig angedeutet. Die Spektren derartig schwacher Lösungen des Hämochromogens, in denen der erste Streifen noch deutlich zu sehen ist, bekommen aber gerade durch das Zurücktreten oder das völlige Fehlen des zweiten Streifens ein charakteristisches Aussehen. Schließlich haben wir noch von einer Hämochromogenlösung zu verschiedenen Zeiten nach der Herstellung spektrophotographische Aufnahmen gemacht, um die von Formánek (vgl. Abschnitt V) beobachtete Wanderung der beider Streifen festzuhalten. Von einer Wiedergabe dieser Photogramme, von denen das nach 20 Stunden aufgenommene Spektrum gegenüber dem zuerst photographierten eine merkliche Verschiebung der Streifen nach dem violetten Ende erkennen ließ, ist abgesehen worden.

Bei der photographischen Aufnahme stark verdünnter Hämochromogenlösungen hat sich auch in unseren Versuchen gezeigt, daß das Hämochromogen ein drittes Absorptionsband an der Grenze von Blau und Violett besitzt, wofür Spektrum Nr. 6 auf Tafel IV C und Spektrum Nr. 3 auf Tafel VIII D die Belege geben. Dieser Streifen, der in den Spektren der angewendeten Konzentrationen 1 : 500 bezw. 1 : 750 ein kräftiges Band darstellt, kommt in seiner Lage den unter sämtlichen im Violett photographierten Streifen am weitesten nach dem roten Teil des Spektrums zu gerückten entsprechenden Streifen des Cyanhämochromogens und des reduzierten Hämoglobins ziemlich nahe. Demgegenüber geben Lewin, Miethe und Stenger an, daß Hämochromogen

---

[1]) Eine Ergänzung dieser Konzentrationsreihe kann im Spektrum Nr. 6 auf Tafel IV C (1 : 500)

aus einer Blutlösung einen Streifen in Violett bei $\lambda = 411$ besitzt, d. h. also an einer Stelle ein wenig mehr nach dem Ultraviolett zu gelegen als der Oxyhämoglobinstreifen ($\lambda = 415$ Lewin, Miethe und Stenger). Allerdings weisen diese Autoren darauf hin, daß die Lage des Streifens im Violett je nach der Herkunft des Hämochromogens verschieden ist, so daß ihn Hämochromogen aus reinem Hämatin bei $\lambda = 385$ aufweist. — Wenn auch dieser Unterschied in der Lage besteht, so ist die Tatsache, daß das Hämochromogen einen Streifen im Violett besitzt, besonders hervorzuheben, da im Spektrum des Hämatins, aus dem es dargestellt wird, eine solche Bande weder von anderen Untersuchern noch von uns hat aufgefunden werden können.

7. Das Hämatoporphyrin.

Dieses aus Hämatin oder Blut durch Zusatz konzentrierter Schwefelsäure entstehende eisenfreie Blutfarbstoffderivat zeigt je nach dem Lösungsmittel, der Dauer seiner Einwirkung, dem Grad der Erwärmung bei der Herstellung usw. Spektren verschiedener Beschaffenheit, von denen sich aber jedes durch sein Gesamtbild als charakteristisch erweist.

Unsere spektrophotographischen Versuche über das Hämatoporphyrin sind angestellt an Lösungen, die durch Verreibung von getrocknetem Kaninchenblut mit konzentrierter Schwefelsäure und weiterem Zusatz von Schwefelsäure nach dem Filtrieren durch Asbestfilter erhalten wurden (Tafel VII E) und an Lösungen des von A. Schulz nach Nencki und Zaleski dargestellten und uns von Herrn Geh. Med.-Rat Prof. Dr. Straßmann gütigst überlassenen kristallisierten salzsauren Hämatoporphyrins (Tafel VII D). Die Färbekraft des Hämatoporphyrins ist außerordentlich stark. Im allgemeinen haben die Lösungen eine leuchtend rote Farbe, jedoch erscheint die alkalische Lösung mehr gelbrot, während die saure einen prachtvoll violettroten Farbton zeigt. Das Spektrum der sauren Lösung aus Blut (Tafel VII E Spektrum Nr. 2) besteht aus einem kräftigen Streifen im Orange dicht vor der D-Linie und einem an der anderen Seite dieser Linie gelegenen breiten Absorptionsband, dessen dem violetten Ende des Spektrums zugewendeter Teil intensiv dunkel erscheint. Bei näherer Betrachtung erweist sich dieses Band als aus zwei dicht aneinander stoßenden, aber durch ihre Intensität verschiedenen Streifen zusammengesetzt, von denen der dem dunklen als Schatten vorgelagerte Streifen nicht den Eindruck eines besonderen Streifens erweckt, wie er in der schwefelsauren Lösung des salzsauren Hämatoporphyrins (Tafel VII D Spektrum Nr. 4) als solcher deutlich erkannt werden kann. — Das alkalische Hämatoporphyrin ist aus der sauren Lösung dadurch gewonnen worden, daß sie verdünnt und mit Pyridin alkalisch gemacht wurde. In dieser Lösung traten vier Streifen auf (Tafel VII E Spektrum Nr. 3), die sämtlich durch deutliche Zwischenräume voneinander getrennt sind und sich auf einen Raum von etwa $\lambda = 630$ bis $\lambda = 480$ verteilen. Unter den vier Streifen ist die vierte am weitesten nach dem Blau zu gelegene Bande durch ihre Intensität ausgezeichnet. Sowohl das Spektrum der sauren als das der alkalischen Lösung des aus Blut hergestellten Hämatoporphyrins entspricht, wie es auf Tafel VII E wiedergegeben ist, in bezug auf Lage, Intensität und Breite der Streifen der Beschreibung von Hoppe-Seyler, der die Absorptionserscheinungen des Hämatoporphyrins zuerst beobachtet hat (vgl. Abschnitt V).

Bei der spektrophotographischen Untersuchung frisch bereiteter Lösungen des kristallisierten salzsauren Hämatoporphyrins wurde von der neutralen alkoholischen (Tafel VII D Spektrum Nr. 2) und von der ammoniakalischen wässerigen Lösung (D Spektrum 3) ein Spektrum erhalten, das vier Streifen an etwa gleicher Stelle, aber in wesentlich größerer Intensität und mit schärferer Begrenzung aufweist, als die alkalische Lösung des Hämatoporphyrins aus Blut. Die ammoniakalische wässerige Lösung zeigt außerdem noch ein schmales fünftes Band, das am blauen Ende des Spektrums gelegen ist. In der alkoholischen Lösung vermag man vielleicht zwischen den beiden ersten Streifen noch die Andeutung eines schmalen, zarten, fünften Bandes bei $\lambda = 600$ zu erkennen, wie es z. B. von A. Schulz beobachtet worden ist. In 1 %iger schwefelsaurer Lösung (D Spektrum Nr. 4) zeigt das salzsaure Hämatoporphyrin drei Streifen, die auf einem engen Raum um die D-Linie herum gruppiert sind. Der erste, dem schwächer brechbaren Teil des Spektrums zu gelegene Streifen ist schmal und berührt die D-Linie; die beiden anderen, deren Verhalten zueinander bereits vorher geschildert worden ist, sind von dem ersten durch einen hellen Zwischenraum getrennt. Wie die Reproduktion zeigt, stellen die Spektralbilder des salzsauren Hämatoporphyrins besonders dankbare Objekte für die Spektrophotographie dar.

Bei der Aufnahme einer stark verdünnten Hämatoporphyrinlösung, die wir dadurch erhielten, daß eine Kaninchenblutlösung 1 : 20 mit konzentrierter Schwefelsäure verrieben und nach dem Filtrieren durch ein Asbestfilter mit konzentrierter Schwefelsäure zu einer Lösung 1 : 2000 verdünnt wurde, gab die photographische Platte außer einem Streifen im Violett jenseits desselben noch eine weitere Absorptionsbande von geringerer Intensität wieder, wie Spektrum Nr. 8 auf Tafel VIII D beweist. Die gleiche Erscheinung wird auch von Lewin, Miethe und Stenger beschrieben; auf der Spektrentafel dieser Autoren ist beim Hämatoporphyrin allerdings nur ein Streifen im Violett abgebildet. Bei einer stärkeren Konzentration der Lösung (1 : 1000), deren Spektrum von uns auf einer gewöhnlichen Platte aufgenommen wurde, liegt an der Stelle der beiden Streifen ein breites und intensiv dunkles Band, das erst bei genauer Betrachtung die Andeutung einer Zweiteilung erkennen läßt.

8. Die Cyanverbindungen des Blutfarbstoffes.
(Cyanhämoglobin, Cyanhämatin, Cyanhämochromogen.)

Läßt man auf eine neutrale Lösung von Methämoglobin eine geringe Menge Blausäure einwirken, so entsteht Cyanhämoglobin. Dieses Blutfarbstoffderivat zeigt im sichtbaren Teil des Spektrums ein einziges Absorptionsband und zwar im Gelbgrün, von ähnlichem Aussehen wie das Hämoglobinband, von dem es sich aber durch seine mehr dem violetten Ende des Spektrums zugerückte Lage unterscheidet. Das Cyanhämatin, dessen Spektrum beim Hinzufügen von Blausäure zu einer alkalischen Lösung von Hämatin entsteht, weist ebenfalls im sichtbaren Teil des Spektrums nur einen Streifen an annähernd gleicher Stelle wie das Cyanhämoglobin auf. Auf Zusatz eines Reduktionsmittels zu dem so gewonnenen Cyanhämatin erscheint das charakteristische zweibandige Spektrum des Cyanhämochromogens. Die beiden Streifen dieses Blutfarbstoffderivates liegen wie die des Hämochromogens im gelbgrünen Spektralgebiet, haben jedoch abweichend von ihnen gleiche Intensität, liegen außerdem näher beieinander und sind im ganzen nach dem roten Teil des Spektrums verschoben.

Eine photographische Darstellung der Spektren der vorstehend beschriebenen Cyanverbindungen des Blutfarbstoffes findet sich auf Tafel VII A, die unter sich vergleichbar sind, da sie sämtlich aus Blutlösungen der nämlichen Konzentration gewonnen wurden. In Nr. 2 ist das Spektrum einer Blutlösung 1 : 80 abgebildet, die nach Umwandlung in Methämoglobin durch Kaliumferricyanid mit einigen Tropfen einer wässerigen Blausäurelösung[1]) versetzt wurde. Das mittels der Photographie erhaltene Spektralbild gibt die beschriebene Bande im Gelbgrün gut erkennbar wieder. Im Vergleich mit dem Hämoglobinband (Tafel III C und D) liegt der Absorptionsstreifen des Cyanhämoglobins etwas weiter nach dem blauen Teil des Spektrums zu.

Das in Nr. 4 auf Tafel VII A abgebildete Spektrum des Cyanhämatins stammt von einer Blutlösung, die nach der Umwandlung in alkalisches Hämatin, dessen Spektrum in Nr. 3 wiedergegeben ist, mit etwas Blausäure versetzt wurde. Aus unseren Photogrammen geht zunächst hervor, daß die Spektra des alkalischen Hämatins und des Cyanhämatins gut unterschieden werden können. Während das alkalische Hämatin (Spektrum Nr. 3) ein schwaches Band nach dem Rot zu von der Heliumlinie $\lambda = 588$ und eine sehr zarte, kaum sichtbare schattenhafte Absorption jenseits dieser Linie zeigt, erscheint beim Cyanhämatin ein ausgeprägtes, viel intensiveres Band etwa an der Stelle der erwähnten zarten Absorption. Die Intensität dieses Bandes ist etwa die gleiche wie bei dem Band des Cyanhämoglobins; auch beginnen sie beide etwa bei der gleichen Wellenlänge, jedoch reicht das Band des Cyanhämatins in Übereinstimmung mit den von Ziemke und Müller ausgeführten Messungen nicht so weit in den blauen Teil des Spektrums hinein. Zu der von Lewin auf Grund von Untersuchungen mit reinem Hämatin (vergl. Abschnitt V) aufgestellten Behauptung, daß beide Blutfarbstoffe identisch seien, können wir, da wir ein anderes Ausgangsmaterial verwendeten, nicht Stellung nehmen.

Die Gegenüberstellung der Spektren des Cyanhämochromogens (Nr. 5) und des Hämochromogens (Nr. 6), die durch Zusatz von Schwefelammonium zu den Lösungen Nr. 4 bezw. 3 erhalten wurden, bringt die Kennzeichen des Cyanhämochromogenspektrums gegenüber den Absorptionserscheinungen des Hämochromogens in Bezug auf Intensität und Lage der beiden Streifen deutlich zum Ausdruck, wenn auch die Verschiebung des Cyanhämochromogenspektrums nach dem roten Ende erheblich weniger ausgesprochen ist als in der von Ziemke und Müller, die das Cyanhämochromogen aufgefunden haben, entworfenen Zeichnung. Dies könnte zum Teil vielleicht darauf beruhen, daß von Ziemke und Müller und von uns das Spektrum des Hämochromogens zu verschiedenen Zeiten nach der Herstellung beobachtet worden ist.

Bei der spektrophotographischen Aufnahme stark verdünnter Lösungen der vor-

---

[1]) 12 %ige Lösung (C. A. F. Kahlbaum).

beschriebenen Stoffe haben wir folgendes feststellen können. Dem Cyanhämoglobin kommt, wie aus Tafel VIII D Spektrum Nr. 5, das von einer Verdünnung 1 : 1000 stammt, zu ersehen ist, ein intensiver, klar hervortretender Streifen im Violett zu. Seine Lage ist sowohl von der des entsprechenden Oxyhämoglobin- als des Methämoglobinstreifens deutlich verschieden, und zwar liegt er näher dem roten Teil des Spektrums zu als diese beiden. Beim Cyanhämatin konnte ein Streifen im violetten Teil des Spektrums ebensowenig wie bei den sauren und alkalischen Lösungen des Hämatins nachgewiesen werden, wie die Tafel V E beweist, wo das Spektrum des Cyanhämatins in einer Blutlösung 1 : 500 (Nr. 3) zusammen mit dem des alkalischen (Nr. 2) und des sauren Hämatins (Nr. 4) bei gleicher Konzentration der Blutlösung abgebildet ist. In diesen Spektrophotogrammen reicht die Absorption beim Cyanhämatin weiter ins Spektrum hinein als beim alkalischen und beim sauren Hämatin, bei welch letzterem die Absorption erst im äußersten Violett beginnt. Das Vorhandensein eines Streifens im Violett beim Cyanhämoglobin und seine Abwesenheit beim Cyanhämatin dürfte dafür sprechen, daß die auf Grund der Ähnlichkeit des sichtbaren Spektrums behauptete Identität dieser beiden Blutfarbstoffderivate nicht besteht. Was das Cyanhämochromogen anlangt, so lehren unsere Versuche, daß ihm ebenso wie dem Hämochromogen ein Absorptionsstreifen im Violett zukommt. Von unseren photographischen Aufnahmen ist eine als Beleg auf Tafel VIII D Nr. 2 wiedergegeben. Die Lage des Cyanhämochromogenstreifens im Violett ist verschieden von der des entsprechenden Hämochromogenstreifens (Nr. 3); der Streifen ist überhaupt vor den in diesem Spektralgebiet gelegenen Streifen aller untersuchten Blutfarbstoffe dadurch ausgezeichnet, daß er am weitesten nach dem roten Teil zu gelegen ist, worüber die Betrachtung der zehn Photogramme auf der eben genannten Tafel VIII D Aufschluß gibt.

9. Das Sulfhämoglobin.

Beim Einleiten von Schwefelwasserstoff in eine Blutlösung bildet sich Sulfhämoglobin, dessen Spektrum neben den mehr oder weniger deutlich vorhandenen Oxyhämoglobinstreifen eine Bande im Orange zeigt, die von den Streifen des neutralen Methämoglobins und des sauren Hämatins unschwer unterschieden werden kann, umsomehr als ihre Lage anscheinend konstant ist. Wenn auch die beiden Oxyhämoglobinstreifen nicht unmittelbar zum Sulfhämoglobinspektrum gehören, so geben sie ihm doch, besonders nach kurzem Einleiten von Schwefelwasserstoff in eine Blutlösung, in deren Spektrum die genannten Streifen noch deutlich hervortreten, ein charakteristisches Aussehen und ein sofort vom Methämoglobin zu unterscheidendes Bild, was sich besonders aus Tafel II D ergibt, wo das Spektrum des Sulfhämoglobins als Nr. 3 (Blutlösung 1 : 60) mit den übrigen einen Streifen im Rotorange aufweisenden Spektren zusammengestellt ist.

Photographische Aufnahmen von Spektren verschiedener Verdünnungen (1 : 60, 1 : 80 und 1 : 100) einer mit Schwefelwasserstoff behandelten Kaninchenblutlösung finden sich auf Tafel VI D. Wenn Hoppe-Seyler behauptet hat (vergl. Abschnitt V), daß beim Verdünnen einer Blutlösung das Sulfhämoglobinband früher verschwindet als die beiden Oxyhämoglobinstreifen, so ist dies nicht unbedingt richtig. Es ist vielmehr die Intensität dieser Streifen abhängig von der Länge der Einwirkung des Schwefelwasserstoffes, so daß die Oxyhämoglobinstreifen bei fortgesetztem Durchleiten gänzlich zum Verschwinden gebracht werden können, wobei schließlich allerdings auch der Streifen im Orange erlischt. So kommt es, daß in der von uns spektrophotographisch aufgenommenen Konzentrationsreihe einer Blutlösung, in die Schwefelwasserstoff längere Zeit eingeleitet worden war, bei der Verdünnung 1 : 100 (Spektrum Nr. 4) der Streifen im Orange noch durchaus deutlich erscheint, während die beiden Oxyhämoglobinbänder stark abgeblaßt sind.

Der im Orange auftretende Streifen des Sulfhämoglobins ist auch auf Tafel III C und D neben dem Absorptionsband des reduzierten Hämoglobins zu sehen.

Bei der photographischen Aufnahme der Verdünnung 1 : 1000 einer mit Schwefelwasserstoff behandelten Blutlösung erhielten wir das auf Tafel IV C unter Nr. 7 abgebildete Spektrum. Der dort sichtbare Streifen im Violett ist etwas mehr nach dem roten Ende des Spektrums zu gelegen als der entsprechende Streifen des Oxyhämoglobins (Nr. 2).

Im Anschluß hieran sei kurz erwähnt, daß orientierende Versuche zur Frage, ob die leuchtend rote Farbe, welche Hackfleisch durch die Behandlung mit schwefligsaurem Natrium annimmt, auf einer spektroskopisch nachweisbaren Veränderung des normalen Blutfarbstoffes beruht, in Übereinstimmung mit den Untersuchungen Kisskalts[1]), ein negatives Ergebnis gehabt haben. So behandeltes Fleisch, das in dünner Schicht direkt spektroskopiert wurde, wies ebenso wie ein wässeriger Auszug aus einem mit Natriumsulfit versetzten Hackfleisch das Spektrum des Oxyhämoglobins auf. Beim Einleiten von schwefliger Säure in eine Oxyhämoglobinlösung trat mit dem Farbumschlag in Braun das Methämoglobinband auf, und beim Einleiten dieses Gases in eine Methämoglobinlösung nahm dieses Band an Intensität und Breite zu.

10. Das Stickoxydhämoglobin.

Das Stickoxydhämoglobin, das nach Haldanes Untersuchungen (vergl. Abschnitt V) die rote Farbe des gepökelten Fleisches verursacht, zeigt wie das Oxyhämoglobin ein zweibandiges Spektrum in etwa gleicher Lage, aber mit wesentlich geringerer Intensität. Der erste Streifen soll gegenüber dem α-Streifen des Oxyhämoglobins über die D-Linie hinaus nach dem roten Ende verschoben sein.

Das von uns auf Tafel VII F abgebildete Spektrum Nr. 3 stammt von einem wässerigen gelbrötlichen Auszug aus einem Stück geräuchertem Schinken, während das zum Vergleich darüber gesetzte Spektrum Nr. 2 von einer Blutlösung von annähernd gleicher Färbung gewonnen wurde. Unter der Voraussetzung, daß wir bei unserem Versuch dasselbe Produkt erhalten haben wie Haldane, das dann als Stickoxydhämoglobin anzusprechen wäre, lassen sich für dieses Blutfarbstoffderivat noch weitere Unterschiede von dem Spektrumbild des normalen Blutfarbstoffes feststellen. Insbesondere fällt auf, daß umgekehrt wie beim Oxyhämoglobin der zweite Streifen erheblich mehr

[1]) K. Kisskalt, Beiträge zur Kenntnis der Ursachen des Rotwerdens des Fleisches beim Kochen, nebst einigen Versuchen über die Wirkung der schwefligen Säure auf die Fleischfarbe. Arch. f. Hyg. 1899, Bd. 35, S. 11 (16).

in die Erscheinung tritt als der erste, der in der vorliegenden Konzentration nur als zarter Schatten zu sehen ist. Außerdem ist nicht nur, wie Haldane behauptet hat, der erste, sondern auch der zweite Streifen nach dem Rot zu verschoben. Den Unterschied in der Intensität ebenso wie die, wenn auch geringe Verschiedenheit der Lage der Streifen läßt ein Blick auf Tafel VII F deutlich erkennen. Derartige Unterschiede inbezug auf Lage und Intensität der Streifen dürften sich auf andere Weise als durch die Photographie wohl nur schwer naturgetreu zur Darstellung bringen lassen.

11. Das Fluormethämoglobin.

Das Spektrum des Fluormethämoglobins, das durch Zusatz kleiner Mengen von löslichen Fluorsalzen zu einer neutralen Methämoglobinlösung entsteht, ist charakterisiert durch zwei Streifen in ähnlicher Lage wie beim neutralen Methämoglobin. Der Streifen im Orange ($\lambda = 612\ \mu\mu$, Ville und Derrien) liegt näher an der Linie D und ist breiter und intensiver als der erste Methämoglobinstreifen, und der Streifen im Blaugrün ist um ein Geringes nach dem violetten Ende des Spektrums zu verschoben gegenüber der entsprechenden Bande des Methämoglobins.

Zu unseren Versuchen diente eine Blutlösung, deren Oxyhämoglobin durch Kaliumferricyanid in Methämoglobin umgewandelt war. Setzte man hierzu eine kleine Menge Fluornatrium, so trat sofort ein Farbumschlag von Braun in Karminrot ein. Tafel VI C bringt in Gegenüberstellung die Spektren der ursprünglichen Methämoglobinlösung und der je daraus hergestellten Fluormethämoglobinlösungen in den Konzentrationen 1 : 40, 1 : 60 und 1 : 80. Diese Gegenüberstellung zeigt deutlich die Richtigkeit der von Menzies sowie von Ville und Derrien gesehenen spektralen Eigentümlichkeiten, nämlich daß an Stelle des Methämoglobinstreifens eine vom roten Ende abgerückte breite und wesentlich intensivere Bande mit nach dem Rot hin scharf begrenzter Kante auftritt, ferner, daß mit der Überführung des Methämoglobins in Fluormethämoglobin auch der im Blaugrün gelegene Streifen deutlich erkennbar nach dem violetten Ende zurückt.

Bisher war noch nicht geprüft worden, ob bei der Umwandlung des Methämoglobins in Fluormethämoglobin der Streifen im Violett erhalten bleibt. Auf Tafel VI F ist das Spektrum einer Blutlösung 1 : 1000 photographiert worden, das im äußersten Violett einen kräftigen Streifen aufweist. Dieser Streifen ist, um ihn mit dem Streifen des neutralen Methämoglobins vergleichen zu können, auf Tafel VIII Nr. 9 abgebildet worden. Er hat anscheinend die gleiche Lage wie dieser, ist aber wie die Absorptionserscheinungen im sichtbaren Spektrum erheblich intensiver.

12. Die Absorptionserscheinungen der untersuchten Blutfarbstoffe im Rotorange und im Violett des Spektrums.

a) Die Streifen im Rotorange.

Da mehrere Umwandlungsprodukte des normalen Blutfarbstoffes durch einen Absorptionsstreifen im Rotorange des Spektrums charakterisiert sind, so haben wir die Spektra der wichtigsten von ihnen (saures Hämatin, Sulfhämoglobin, neutrales Methämoglobin und Fluormethämoglobin) in einer besonderen Serie auf Tafel II D zusammengestellt. Es ist dabei zu bemerken, daß das Spektrophotogramm vom sauren Hämatin (1 % salzsäurehaltiges Blut; Nr. 2) mit der für Rot besonders empfindlichen Pinacyanolplatte (bei 10 Minuten Expositionsdauer) gewonnen wurde, während zu den Aufnahmen der Spektren Nr. 3, 4 und 5 die Isokolplatte diente. Bei der Darstellung der in Rede stehenden Streifen wurde von der Verwendung gleich konzentrierter Lösungen abgesehen, vielmehr wurde versucht, das Spektrum solcher Lösungen wiederzugeben, bei denen der Streifen im Rot etwa die gleiche Intensität aufwies (Nr. 2: saures Hämatin 1 : 30, Nr. 3: Sulfhämoglobin 1 : 60, Nr. 4: neutrales Methämoglobin 1 : 60, Nr. 5: Fluormethämoglobin 1 : 80). Aus der Verschiedenheit der Platten erklärt sich die bei den vier Spektralbildern verschieden weit reichende einseitige Absorption am roten Ende des Spektrums, während die ungleichen Konzentrationen der Lösungen die Ursache für den verschiedenen Beginn der einseitigen Absorption am blauvioletten Ende sind. Die im Rotorange auftretenden Streifen der genannten vier Blutfarbstoffderivate liegen zwischen B und D und ordnen sich hier so ein, daß am weitesten nach B zu der Streifen des Säurehämatins liegt, auf den dann der des neutralen Methämoglobins, weiter der des Sulfhämoglobins und endlich der des Fluormethämoglobins folgt.

b) Die Streifen im Violett.

Abbildungen der von uns photographierten im violetten Teil des Spektrums gelegenen Absorptionsstreifen finden sich, außer bei den zur Darstellung des Oxy-, Kohlenoxyd- und Methämoglobinspektrums durchgeführten Konzentrationsreihen, auf Tafel IV C, VI F und VIII D. Auf Tafel VIII D haben wir versucht, durch entsprechende Gruppierung in gleicher Weise wie bei den im Rotorange gelegenen Streifen eine Reihenfolge der Streifen im Violett aufzustellen, in die sie sich der Lage nach, vom blauen Teil des Spektrums an betrachtet, einordnen. Da die Intensität und Ausdehnung der Streifen im Violett bei den verschiedenen Blutfarbstoffderivaten verschieden ist, so haben die Aufnahmen nicht immer bei der gleichen Konzentration der entsprechenden Lösungen ausgeführt werden können. Um die einzelnen Streifen in solcher Beschaffenheit vorzuführen, daß sie als deutlich sichtbare, auf beiden Seiten gut begrenzte Banden erscheinen, haben wir die Spektrenreihe auf Tafel VIII D durch Einfügung geeigneter Spektren aus anderen Aufnahmen ergänzt. Der Raum, auf dem diese Streifen im violetten Spektralteil gelegen sind, ist verhältnismäßig eng begrenzt, immerhin sind die Unterschiede in der Lage aber groß genug, um sie mit zur Charakterisierung des betreffenden Blutfarbstoffderivates heranziehen zu können. Am weitesten nach dem roten Ende des Spektrums zu liegt der Streifen des Cyanhämochromogens (Nr. 2; 1 : 500); es folgen dann der Reihe nach das Hämoglobin (Nr. 4; 1 : 1000), das Hämochromogen (Nr. 3; 1 : 750), das Cyanhämoglobin (Nr. 5; 1 : 1000), das alkalische Methämoglobin (Nr. 6; 1 : 800), das Oxyhämoglobin (Nr. 7; 1 : 1500), das saure Hämatoporphyrin (Nr. 8; 1 : 2000), das Fluormethämoglobin (Nr. 9; 1 : 1000) und endlich das neutrale Methämoglobin (Nr. 10; 1 : 1000). Um die Lage des im Violett gelegenen Streifens der verschiedenen Blutfarbstoffderivate mit dem des normalen Blutes besser vergleichen zu können, ist am Schluß der Reihe nochmals das Spektrum einer Blutlösung, aber in stärkerer Konzentration als in Nr. 7, nämlich 1 : 1000, abgebildet worden, das aber auf einer gewöhnlichen Bromsilbergelatineplatte aufgenommen wurde. Nicht aufgenommen in diese Zusammenstellung ist der entsprechende Streifen des Kohlenoxydhämoglobins und des Sulfhämoglobins, die sich in der Abbildung auf Tafel IV C unter Nr. 3 und 7 finden. In die obige Reihenfolge würde sich das Kohlenoxydhämoglobin zwischen alkalisches Methämoglobin und Oxyhämoglobin und das Sulfhämoglobin zwischen Cyanhämoglobin und alkalisches Methämoglobin einfügen.

Nähere Angaben über die Streifen im Violett sind in den Beschreibungen der einzelnen Blutfarbstoffderivate enthalten. Es sei schließlich noch kurz darauf hingewiesen, daß auf Tafel V E eine Abbildung der Absorptionsverhältnisse im Violett beim Hämatin und Cyanhämatin gegeben wird, denen ein Streifen an dieser Stelle des Spektrums nicht zukommt.

13. Das spektrale Verhalten des Blutes von Tieren, die mit **Ameisensäure** behandelt sind.

Von Croner und Seligmann[1]) ist behauptet worden, daß Ameisensäure sowohl vom Blut als auch vom Magen aus bei Kaninchen und Hunden Methämoglobinbildung im Blut hervorruft. Diese Umwandlung des normalen Blutfarbstoffs soll nach wiederholter Zufuhr kleiner Gaben ebenso wie nach einmaliger Einführung einer größeren Menge der Säure in den Organismus vor sich gehen, und zwar noch nach Mengen, die in einem Fall[2]) 0,003—0,004 g Ameisensäure auf 1 kg Körpergewicht betrugen.

Die beiden Untersucher haben ihrer Mitteilung weder eine Zeichnung des gesehenen Spektrumbildes, noch überhaupt Angaben über Lagebestimmung der beobachteten Absorptionserscheinungen nach den Fraunhoferschen Linien des Sonnenspektrums oder einer anderen Skala beigegeben. Auch wurde das Methämoglobin in die alkalische, durch das vorbeschriebene Spektrum charakterisierte Modifikation nicht übergeführt. Ebenso sind keine Vergleichsversuche mit einer der Ameisensäure homologen Säure vorgenommen worden, um zu entscheiden, ob die behauptete Blutgiftwirkung für die Ameisensäure spezifisch ist. Die genannten Verfasser beschränken sich in ihrer Veröffentlichung auf Angaben wie „eine starke Auslöschung im Blau und eine schwächere im Rot“, „die für Methämoglobin charakteristischen Absorptionsbänder“, „eine vollkommene Auslöschung des Blaus und schwache Absorption in der Rotgelbgrenze“, „deutliche Absorptionsstreifen im Blau und Rot, wie sie für Methämoglobin charakteristisch sind“, „die Streifen des Methämoglobins“ usw. Angaben über die zur Spektroskopie verwendeten Konzentrationen der Blutlösungen fehlen.

Auch haben Croner und Seligmann, wenigstens nach ihrer Veröffentlichung zu urteilen, weder im Tierkörper mit einem typischen Methämoglobin bildenden Gift noch im Blut selbst Methämoglobin im Reagenzglas erzeugt und dieses zum Vergleich

---

[1]) Fr. Croner und E. Seligmann, Über Ameisensäure enthaltende Konservierungsmittel; zugleich ein Beitrag zur Toxikologie der Ameisensäure. Zeitschr. f. Hygiene und Infektionskrankh. **1907**, Bd. **56**, S. 387.

[2]) Hierbei waren einem Hund von etwa **6** kg Körpergewicht **15** Tage lang täglich **2** ccm einer 1%igen Lösung in den Magen eingeführt worden.

herangezogen. Nach den Erfahrungen der experimentellen Pharmakologie dürfte es überhaupt auf große Schwierigkeiten stoßen, im Organismus des Kaninchens Methämoglobin zu erzeugen.

Um mit voller Sicherheit den Nachweis einer etwaigen Methämoglobinbildung zu führen und anderseits um vor Täuschungen geschützt zu sein, haben wir unsere Versuche nicht nur an Kaninchen und Hunden, sondern auch an Katzen, den für die Erzeugung von Methämoglobin im Blut besonders geeigneten Tieren, ausgeführt und zwar mit Einführung der Ameisensäure in den Magen, in das Unterhautzellgewebe und in das Blut. Wir vergifteten außerdem sowohl Katzen als auch Hunde mit Anilin, Nitrobenzol und Natriumnitrit (mit letzterem Stoffe Hunde vom Mastdarm aus), um im Blut, das dem lebenden Tier und der Leiche entnommen war, Methämoglobin mit Sicherheit zu erhalten. Das gelang mit voller Schärfe. Die Bilder des Spektrums von Blutlösungen bei derartigen Versuchen sind in dem Abschnitt über Methämoglobin nach den beigegebenen photographischen Belegen beschrieben worden. In allen diesen Fällen war der typische Streifen im Orange vorhanden.

Zur Prüfung der Ameisensäure auf ihre angebliche Eigenschaft, Methämoglobin im Blut zu erzeugen, kamen Präparate von C. A. F. Kahlbaum in Berlin und aus zwei Berliner Apotheken zur Verwendung. Die Ameisensäure wurde als solche identifiziert und der Gehalt der Lösung an reiner Säure durch Titration ermittelt.

Für die Ermittelung etwaiger Änderungen im Spektrum des Blutfarbstoffs der mit Ameisensäure behandelten Versuchstiere wurde mit verschiedenen Spektralapparaten, unter Bevorzugung der geringsten Spaltbreiten[1]) und unter Heranziehung von geradsichtigen Spektroskopen gearbeitet, die das Rotorange des Spektrums auf einen verhältnismäßig sehr schmalen Raum zusammengedrängt enthalten, untersucht. Die hochkonzentrierten Blutlösungen wurden in 1,4 und 2,8 cm, bisweilen auch in noch dickerer Schicht spektroskopiert. In den Versuchen, bei denen photographische Aufnahmen gemacht wurden, wurden auch während des Lebens der Tiere (Kaninchen, Hunde, Katzen) die Ohren in der vorbeschriebenen Weise direkt spektroskopisch untersucht.

Die Versuche mit Kaninchen wurden an 26 Tieren ausgeführt. Dabei hielten wir in den weitaus meisten Versuchen die von Croner und Seligmann angegebenen Bedingungen ein und überschritten nur, bisweilen beträchtlich, die verabreichte Dosis und die Zahl der Einspritzungen. Vor Beginn eines jeden Versuchs wurde Blut zur spektroskopischen Untersuchung entnommen, während des Versuchs wurde es wiederholt, bisweilen täglich, untersucht, und zwar unmittelbar, eine Stunde oder mehrere Stunden nach erfolgter Einspritzung. Das Blut wurde in der vorher beschriebenen Weise aus der Ohrvene, vereinzelt auch aus der in Narkose freigelegten Drosselader oder Halsschlagader entnommen. Zur spektroskopischen Untersuchung gingen wir von Blutlösungen von der Konzentration 1 : 10 aus, die wir sodann verdünnten.

---

[1]) Vergl. u. a. L. Lewin, Die spektroskopische Blutuntersuchung. Arch. d. Pharmazie 1897, Bd. 235, S. 245 (247)).

So erhielten ein Kaninchen während 6 Tagen, zwei weitere Kaninchen während 15 Tagen, ein viertes Kaninchen während 25 Tagen je 0,1 g Ameisensäure in den Magen in 20 ccm Wasser gelöst. Einem fünften und sechsten Tier wurden zunächst an 47 Tagen Mengen von 0,092 g ansteigend bis 0,46 g Ameisensäure in den Magen eingeführt und sodann an 15 Tagen je 5 ccm 0,2%ige Lösung (0,01 g) unter die Haut eingespritzt; einem siebenten Tier (700 g schwer) wurden an 27 Tagen je 0,5 ccm derselben Lösung (0,001 g) mit je 10 ccm Wasser in den Magen gegeben und sodann an je 3 Tagen 0,046 g und 0,092 g (je 10 ccm $\frac{N}{10}$ bezw. $\frac{N}{5}$ Säurelösung) unter die Haut eingespritzt. Ein achtes Kaninchen (1000 g) erhielt an 26 Tagen je 2 ccm 2%ige Ameisensäure (0,04 g), ein neuntes (2000 g) an ebenfalls 26 Tagen je 4 ccm einer 1%igen Lösung (0,04 g), ein zehntes (2100 g) an 3 Tagen je 30 ccm $\frac{N}{5}$ Ameisensäurelösung (0,92% = 0,276 g) unter die Haut. In die gestaute Ohrvene wurden eingespritzt einem elften Tier an 3 Tagen je 0,5 ccm, sodann an 9 Tagen 0,75 ccm 0,5%ige Ameisensäurelösung. Einem zwölften Tier wurden am ersten Tag 4 ccm und am zweiten Tag 1 ccm einer 1%igen Lösung eingespritzt. Endlich ließen wir einem weiteren Tier bei einer Einlaufsgeschwindigkeit von 2 ccm pro Minute 50 ccm 0,4%ige Ameisensäurelösung (= 0,2 g) in die Vene einlaufen. Die Injektionen in die Vene des Ohrs waren schmerzhaft und, sofern Ameisensäure in das Zellgewebe gelangte, von einer ödematösen Durchtränkung des Gewebes mit Rötung des Ohrs begleitet; bisweilen führte diese sogar zur Schorfbildung und Abstoßung des nekrotisierten Gewebsteils.

Bei keinem der Kaninchen trat, so sehr wir uns bemühten, dasselbe aufzufinden, Methämoglobin im Blut auf. Ließen wir das dem lebenden Tier oder der Leiche entnommene Blut aber 24 oder 48 Stunden stehen, so sahen wir häufig eine durch das Spektrum kontrollierbare Umwandlung des Oxyhämoglobins in Methämoglobin auftreten. Dies ist aber ein physiologischer Vorgang (s. vorstehende Ausführungen) und darf nicht mit der Wirkung der Ameisensäure in ursächliche Beziehung gebracht werden. Ebenso überzeugten wir uns, daß bei nachträglichem Zusatz von sehr kleinen Mengen Kaliumferricyanid zum fraglichen Blut im Reagenzglas Methämoglobin entstand.

Ebenso verliefen die Versuche mit Katzen und Hunden negativ. Eine Katze erhielt z. B. am ersten Tag 0,66 g Ameisensäure (25 ccm 2,65%ige Lösung + 25 ccm Wasser), am zweiten Tag 1,32 g, eine andere 1,32 g in den Magen. Bei den Versuchen an zwei jungen Hunden, die monatelang Ameisensäure im Futter (Milch) erhielten, wurden Mengen bis zu 0,5 g täglich gegeben. Einem dritten Hund wurden Mengen von 0,027 und 0,032 g Ameisensäure in die Drosselader eingespritzt. Ein viertes und fünftes Tier erhielt mit der Schlundsonde 100 bezw. 200 ccm, ein sechstes und siebentes sehr junges Tier längere Zeit hindurch täglich 50 ccm einer 1%igen Lösung.

Auch sind im Laufe der ausgedehnten Untersuchungen Versuche an Kaninchen angestellt worden, die einige Tage ohne Nahrung gehalten wurden. Nebenher gingen zahlreiche Versuche mit der der Ameisensäure homologen Essigsäure und einer anorganischen Säure, der Salzsäure. Auch Frösche wurden zu den Versuchen herangezogen.

In keinem dieser Fälle waren wir imstande, Veränderungen des Blutspektrums zu erkennen, die auf Anwesenheit von Methämoglobin hindeuteten; insbesondere ließen sich niemals das Vorhandensein eines an typischer Stelle im Orange des Spektrums gelegenen Absorptionsstreifens oder die übrigen kennzeichnenden Eigentümlichkeiten des Methämoglobinspektrums nachweisen.

Trotzdem das Blut der Versuchstiere die für Methämoglobin charakteristischen Absorptionen im Spektrum vermissen ließ, haben wir in einigen Fällen die Blutbefunde photographiert und zwar bei Kaninchen, Hunden und Katzen vor Beginn des Versuchs, während der Eingabe bezw. Einspritzung der Ameisensäure und am Schluß des Versuchs. Einzelne dieser Spektrophotogramme sind auf Tafel VIII abgedruckt. Da für die Erkennung des Methämoglobinstreifens im Orange mit möglichst engem Spalt zu untersuchen ist, haben wir die betreffenden Aufnahmen (Konzentration der Blutlösungen 1 : 20 und 1 : 40) nicht nur bei einer Spaltweite von 0,1 mm, die bei den Spektrophotogrammen auf Tafel II—VII und teilweise VIII zur Anwendung kam, sondern auch bei einem 0,05 mm engen Spalt photographiert; bei diesem engen Spalt erwies sich eine Expositionsdauer von 7 Minuten als besonders geeignet. Die Spektren auf Tafel VIII B, C, E, F, und G zeigen, welche Bilder auf der verwendeten Isokolplatte entstehen, wenn die Lichtstrahlen durch den mit Wasser gefüllten Glastrog gehen und bei 0,1 mm Spaltweite 3 Minuten (Spektra B 2, C 2, E 2, F 2, G 2) bezw. bei 0,05 mm Spaltweite 7 Minuten (Spektra B 5, C 5) exponiert wird.

Hierbei ist es unvermeidlich, daß das im technischen Abschnitt des näheren besprochene sogenannte Empfindlichkeitsminimum der verwendeten Platte im Orangegelb als schmale und außerordentlich zarte Verdunkelung auftritt.

Wenn diese durch das Plattenminimum hervorgerufene Verdunkelung auch nach keiner Richtung hin mit dem Methämoglobinstreifen im Orange (Maximum $\lambda = 634\ \mu\mu$) verwechselt werden kann, erstens weil die Intensität des Minimums ganz außerordentlich geringer und zweitens seine Lage verschieden ist, so haben wir, um jeder Mißdeutung vorzubeugen, die Abzüge absichtlich weich kopiert und die photographische Reproduktion entsprechend herstellen lassen, so daß dieses Plattenminimum möglichst deutlich in die Erscheinung tritt[1]). Da jeder der Aufnahmen bei verschiedenem Spalt ein Spektrum beigegeben ist, das beim Photographieren von Wasser unter sonst gleichen Bedingungen das Empfindlichkeitsminimum erkennen läßt, dürfte auch für den Fernerstehenden jede Verwechselung ausgeschlossen sein. Um einen Vergleich mit dem typischen Methämoglobinstreifen im Orange, wie er von uns bei Durchleuchtung des Ohrs des mit Anilin vergifteten lebenden Tiers mit dem Spektroskop erkannt worden war, zu ermöglichen, ist außerdem auf Tafel VIII B ein unter gleichen Verhältnissen, Konzentration der Blutlösung (1 : 20 und 1 : 40), Spaltbreite (0,1 bezw. 0,05 mm), Expositionszeit (3 bezw. 7 Minuten), photographiertes Spektrum vom Blut einer Katze

---

[1]) Photographisch-technisch sind die Spektren auf Tafel VIII B 5—7 und C 5—7 also nicht mit den auf Tafel II—VII gleichzustellen.

beigefügt worden, der im Höhestadium der Anilinvergiftung Blut aus der Halsschlagader entnommen war. Die auf Tafel VIII C, E, F und G abgedruckten Spektren betreffen erstens das Blut eines während 60 Tagen mit Ameisensäure (täglich 5 ccm einer 4%igen Lösung in 20 ccm Wasser) innerlich behandelten Kaninchens (Spektra Nr. 3 und 4 auf VIII E), zweitens das Blut eines Kaninchens, dem in 6 Tagen 6mal 1 ccm einer 1%igen Lösung dieser Säure in die Venen des einen Ohrs gespritzt worden war (Spektra Nr. 3 und 4 auf Tafel VIII F), sodann drittens eines Hundes (4500 g Körpergewicht), der an 49 aufeinanderfolgenden Tagen täglich 50 ccm einer 1%igen Lösung mit der Schlundsonde erhalten hatte (Spektra Nr. 3 und 4 auf Tafel VIII G) und endlich viertens einer Katze (1700 g), der 4mal täglich 25 ccm der gleichkonzentrierten Lösung eingegeben worden waren (Spektra Nr. 3, 4, 6 und 7 auf Tafel VIII C). Entsprechend dem Befund bei der spektroskopischen Durchleuchtung des Ohres der lebenden Tiere, der negativ ausfiel, zeigten die mit zwei gradsichtigen Handspektroskopen von verschiedener Dispersion und mit dem Prismenapparat bei engem und engstem Spalt sofort untersuchte Blutlösung, wie auch die Photogramme keinerlei Andeutung des typischen Methämoglobinstreifens im Spektrum der Tiere, gleichgültig, ob sie vom Magen oder vom Blut aus mit Ameisensäure behandelt waren.

Der Vollständigkeit halber sei erwähnt, daß bei einem Kaninchen, dem wir wiederholt in die Mittel- und Randvene des einen Ohres Ameisensäure (täglich 1 ccm 1%ige Lösung) einspritzten, bei unmittelbarer spektroskopischer Durchleuchtung an einer der Injektionsstellen, wo ein etwa markstückgroßer Bluterguß eingetreten war und das ausgetretene Blut sich teilweise in Methämoglobin umgewandelt hatte, der Streifen im Orange beobachtet werden konnte. In den übrigen Teilen dieses Ohres, auch in der ödematös angeschwollenen Ohrwurzel, war — ebenso wie in dem anderen Ohr — nicht die geringste Andeutung eines Streifens im Orange zu sehen; das Blut dieses Tiers, das dem anderen Ohr und am Schluß des Versuchs der Halsschlagader entnommen worden war, war frei von Methämoglobin, wie die Spektren auf Tafel VIII F zeigen.

In einzelnen (6) Fällen ist bei den mit Ameisensäure behandelten Kaninchen ein von dem einen von uns (Franz) zunächst beobachteter, auch bei stärksten Konzentrationen der Blutlösungen sehr zarter Streifen im Orangegelb des Spektrums konstatiert und gezeichnet worden[1]). Von dem typischen Methämoglobinband unterschied sich diese Absorptionserscheinung erstens durch ihre Lage; während das Methämoglobinband bei 42—46 (41—47) der Skala unseres Prismenspektralapparats liegt, nahm dieser Streifen den Bezirk 45—48 ein. Zweitens war er wesentlich schmaler, ganz außerordentlich zart und nur in Konzentrationen von 1 : 10 bis höchstens 1 : 40 wahrzunehmen, während in demselben Blut erzeugtes Methämoglobin noch bei Verdünnungen von 1 : 60 das charakteristische Spektrum in neutraler und alkalischer Lösung deutlich aufwies. Drittens zeigte er bei Ammoniakzusatz zur Lösung keine Veränderung seiner Lage.

[1]) Da zur Zeit dieser Versuche die spektrophotographische Methode noch nicht ausgearbeitet war, konnte dieser Befund nicht photographiert werden; später ist es nicht wieder gelungen, diesen Streifen im Spektrum des Blutes von Kaninchen zu beobachten.

Dieser Streifen konnte bei dem Blut einzelner Kaninchen während längerer Zeit beobachtet werden. Er stellt aber keine Gesetzmäßigkeit für die Ameisensäure dar; überdies trat er auch bei Einführung von Essigsäure in das Blut bei Kaninchen zuweilen auf und wurde gelegentlich anderer Versuche, bei denen Sesamöl verschiedener Herkunft unter die Haut von Kaninchen gespritzt wurde, in mehreren Fällen beobachtet. Vermutlich liegt hier eine mit den Ernährungsbedingungen der Kaninchen in Beziehung stehende Eigentümlichkeit des Bluts vor, die wir aber bisher nicht ermitteln konnten. Beim Blut von Hunden und Katzen sahen wir diese ihrer Entstehung nach noch ungeklärte Absorptionserscheinung niemals.

Es ist ausgeschlossen, daß die von Croner und Seligmann angegebenen und von diesen mit aller Sicherheit als Methämoglobinspektrum angesprochenen Bänder und Auslöschungen im Spektrum des Blutes von Hunden und Kaninchen, die mit Ameisensäure behandelt sind, etwas mit diesem vereinzelt bei Kaninchen von uns gesehenen Streifen im Rotorange zu tun haben.

Inzwischen ist auch von Doepner[1]) aus dem Institut für gerichtliche Medizin der Universität Königsberg, sowie von Dick[2]) aus dem hygienischen Institut der Universität Berlin auf Grund von Untersuchungen über die Einwirkung der Ameisensäure auf Tiere berichtet worden, daß sie, entgegen Croner und Seligmann, in keinem Falle Methämoglobin im Blute nachweisen konnten. Für die Beurteilung der vorliegenden Frage kann außer Betracht bleiben, daß Ameisensäure in vitro, d. h. wenn sie zu einer Blutlösung hinzugesetzt wird, methämoglobinbildend wirkt. Man kann sich leicht hiervon durch den Versuch überzeugen; Essigsäure wirkt in äquivalenten Mengen in gleicher Weise, nur langsamer. Natriumformiat ließ in einer Blutlösung erst nach 24stündigem Stehen im Brutschrank den Methämoglobinstreifen in Rotorange des Spektrums entstehen (Dittrich)[3]); bei Versuchen von A. v. Vorkampff-Laue[4]) war in einer Rinderblutlösung durch den Zusatz einer neutralisierten Lösung des sauer reagierenden Natriumformiats nach drei Stunden noch keine Methämoglobinbildung wohl aber nach 24 Stunden eingetreten. Wenn Fleig[5]) angibt, daß die Formiate eine methämoglobinbildende Wirkung haben „können", so ist dieser Angabe keinerlei Bedeutung beizumessen; sie kann höchstens für das Verhalten der Ameisensäure gegen Blut in vitro Geltung haben. Eigene Versuche hat aber Fleig nicht angestellt, ebenso wenig der von ihm als Gewährsmann für die Richtigkeit seiner Angabe angezogene Derrien[6]).

---

[1]) Doepner, Untersuchungen über einige Bestandteile neuerer Konservierungsmittel für Fleisch. Ärztl. Sachverständ.-Ztg. 1907, Nr. 24, S. 501.

[2]) Dick, Beitrag zur Frage der Giftigkeit der Ameisensäure. Hygien. Rundschau 1909. S. 313.

[3]) P. Dittrich, Über methämoglobinbildende Gifte. Arch. f. exper. Pathol. u. Pharmakol. 1892, Bd. 29, S. 247.

[4]) Arthur von Vorkampff-Laue, Beiträge zur Kenntnis des Methämoglobins und seiner Derivate. Diss. Dorpat 1892.

[5]) M. C. Fleig, Étude physiologique de quelques composés formiques. Arch. internat. de pharmacodyn. et de thérap. 1907, Bd. 17, S. 147.

[6]) E. Derrien, Sur la methémoglobine, Thèse de Montpellier 1906, S. 20.

Unsere zahlreichen Versuche haben ein so eindeutiges Ergebnis gehabt, daß wir unbedingt an der Anschauung festhalten müssen, daß durch Einführung von Ameisensäure in den Magen oder in die Blutbahn von Kaninchen, Katzen und Hunden unter den von uns eingehaltenen Versuchsbedingungen das Blut der so behandelten Tiere keine durch das Spektrum nachweisbare Methämoglobinbildung zeigt.

V. Historisch-kritische Übersicht über die Angaben der Fachliteratur zu den spektralen Eigenschaften des Blutfarbstoffs und seiner Derivate.

Wenn auch die ersten Untersuchungen über das Spektrum des Bluts und seiner Derivate noch nicht mit Hilfe der später gefundenen feineren Methoden ausgeführt worden sind, so sind sie doch, insbesondere die Beschreibungen Hoppe-Seylers und Stokes', durch große Genauigkeit in der Beobachtung ausgezeichnet. Ursprünglich wurde im wesentlichen nur die Lage der Absorptionsbanden und ihre Ausdehnung nach einer willkürlich gewählten, aber vielfach auf Wellenlänge reduzierbaren Skala erforscht; da aber damals fast in allen Fällen Angaben über die Art und Konzentration der untersuchten Blutlösungen und über die Arbeitsmethode gemacht wurden, so läßt sich aus diesen Darstellungen auch heute noch ein auschauliches zutreffendes Bild erhalten.

Später sind dann die Lagebestimmungen nach Wellenlängen, unserer Kenntnis nach zuerst von Valentin[1]), ausgeführt worden; dieser ermittelte durch die direkte Beobachtung die Begrenzung der Streifen (und damit ihre Ausdehnung). Schließlich ist dann die Ermittlung des Maximums der Lichtauslöschung für jede einzelne Bande zuerst mittels der direkten Beobachtung von Formánek zur Festlegung der Lage der Streifen ausgewählt worden. Formánek[2]) spricht sich hierüber folgendermaßen aus: „Jedem erfahrenen Spektroskopiker ist bekannt, daß die seitlichen Grenzen der Absorptionsstreifen sich durch die Konzentration, sowie durch die Schichtendicke der beobachteten Lösung bedeutend ändern; konzentrierte Lösungen oder dicke Schichten der Flüssigkeit liefern breitere Absorptionsstreifen, verdünntere Lösungen oder deren schwache Schichten liefern wieder schmalere Absorptionsstreifen, wodurch die Lage der seitlichen Grenzen sich wesentlich verschiebt, nur das Dunkelheitsmaximum, d. h. die dunkelste Stelle der Streifen ist von der Konzentration, sowie von der Schichtendicke der Lösung unabhängig und ändert sich nicht“[3]).

Formánek bediente sich zur Messung der Lage des Dunkelheitsmaximums der bekannten Einrichtung des im Fernrohr des Spektroskopes angebrachten Fadenkreuzes,

---

[1]) G. Valentin, Histiologische und physiologische Studien XLV. Die Orte und Breiten der Blutbänder. Zeitschr. f. Biol. 1882, Bd. 18, S. 173.

[2]) J. Formánek, Über die Absorptionsspektra des Blutfarbstoffes. Zeitschr. f. analyt. Chem. 1901, Bd. 40, S. 505.

[3]) G. Valentin (a. a. O. S. 180) hatte dies 1882 folgendermaßen ausgedrückt: „Sieht man die passende Lichtstärke als unveränderlich an, . . so hängt das spektroskopische Bild einer gegebenen Blutmasse oder der Wasserverdünnung derselben von zwei Bedingungsgliedern ab, der Konzentration des hier in Betracht kommenden Farbstoffes, . . . und der Dicke der untersuchten Flüssigkeitsschicht, also der Weglänge der durchtretenden Lichtstrahlen“ und diesen Satz durch zahlreiche Messungen gestützt.

das durch Verstellung des Fernrohres eingestellt wird. Ist die Einstellung auf das Dunkelheitsmaximum erfolgt, so wird abgelesen, welcher Wellenlänge in der Wellenlängenskala des Apparates dieses Maximum entspricht. Die Aufsuchung der maximalen Absorption der einzelnen Banden erfolgte durch allmähliche Verdünnung der spektroskopierten Lösung, bis das Maximum scharf in die Erscheinung trat[1]). Die Bestimmung führte er bis zu Zehntel-$\mu\mu$ aus, was also Angströmschen Einheiten entsprechen würde.

Die ersten Ausmessungen der Absorptionsbanden nach den Begrenzungen auf den photographischen Negativen nach Wellenlängen bezw. nach den Linien des Sonnenspektrums haben, wie erwähnt, Bider und Gamgee vorgenommen; letzterer stützt die von ihm angegebenen Werte auf eine große Zahl von Messungen nach den Begrenzungen unter Angabe des Zentrums der Absorption. 1892 hat Grabe die Lage der von ihm photographierten Streifen im Violett nach ihrer Begrenzung in Wellenlängen angegeben; wenn er auch keine Angabe über die Art der Ausmessung macht, so darf angenommen werden, daß auch er die photographischen Negative den Lagebestimmungen zugrunde legte; jedenfalls sind Grabes Angaben über die Lage der Absorptionserscheinungen von Oxyhämoglobin und elf Umwandlungsprodukten, die er für eine 10-, 5- und 1 %ige Blutlösung in 1 mm dicker Schicht macht, fast durchgängig derart genau, daß sie bei den nachfolgenden Einzelbeschreibungen Erwähnung finden sollen[2]). Die umfassendsten Lagebestimmungen haben Lewin, Miethe und Stenger ausgeführt, indem sie jeweils das Maximum der Absorption auf den photographischen Negativen, vielfach nach hundert und mehr Aufnahmen ausmaßen. Diese drei Forscher sprechen der Messung durch die direkte Beobachtung die erforderderliche Genauigkeit ab; sie sagen: „es ist eine irrtümliche Annahme, daß die Ausmessung mit der Teilmaschine keine besseren Resultate liefert, als die Ausmessung direkt mit dem Auge“. Daß auch jetzt noch der Ausmessung der Lage von Absorptionserscheinungen bei direkter Beobachtung ein großer Wert zuerkannt wird, beweist die Konstruktion eines Gitterspektroskops, mit einer nach Wellenlängen geteilten Mikrometerschraube durch Löwe[3]), die das Fernrohr mit dem zur Einstellung dienenden Fadenkreuz zu verstellen und die Wellenlängen bis auf Angströmsche Einheiten (0,1 $\mu\mu$) genau abzulesen ermöglicht.

Um nicht bei jedem einzelnen Blutfarbstoffderivat in eine Würdigung der photographischen Aufnahmen Grabes, Gamgees, Mirtos sowie Lewins, Miethes und Stengers eintreten zu müssen, sei hier auf den I. Teil der Abhandlung ausdrücklich verwiesen.

---

[1]) In seiner qualitativen Spektralanalyse 1905 (S. 90) schreibt Formánek: „Zur Messung der Lage einzelner Absorptionsstreifen wird die Lösung . . . nach und nach soweit verdünnt, bis die Streifen möglichst schmal erscheinen und gerade noch im Spektrum sichtbar sind, so daß sie bei einer weiteren Verdünnung der Lösung schon aus dem Spektrum verschwinden würden; nachher mißt man ihre Lage, wozu sich am besten das Fadenkreuz eignet.“

[2]) Die hier angegebenen Zahlen für die „Mitte“ der betreffenden Streifen sind von uns eingesetzt.

[3]) F. Löwe (Optische Werkstätte von Carl Zeiß-Jena), Ein Gitterspektroskop mit einer nach Wellenlängen geteilten Mikrometerschraube. Zeitschr. f. Instrumentenkunde **1908**, S. 261.

Nicht unerwähnt bleibe die zeichnerische Darstellung der Absorptionsbanden des Blutfarbstoffs und seiner Derivate durch Ziemke und Franz Müller[1]), die in die gebräuchlichen Hand- und Lehrbücher einschlägiger Art übergegangen und deshalb nicht ohne Bedeutung ist, weil die gezeichneten Spektra fast durchgängig Lösungen entsprechen, die unter sich vergleichbar sind.

1. Das Oxyhämoglobin[2]).

Die grundlegend gebliebenen Beobachtungen über das optische Verhalten des Blutfarbstoffs in Kristallen und im Blut rühren von Hoppe-Seyler[3]) her, der im Jahre 1862 als erster die Absorption einer Blut- und Oxyhämoglobinkristall-Lösung feststellte, die Lage der Banden nach den Fraunhoferschen Linien des Sonnenspektrums und nach einer willkürlich gewählten Skala bestimmte, die Veränderungen der Absorptionsstreifen nach Anwendung gewisser chemischer und physikalischer Mittel eingehend beschrieb und schon die Bedeutung des spektralen Nachweises von Blut für die gerichtliche Medizin erkannte.

Gleichzeitig hatte Valentin[4]) die Absorptionsbanden verschiedener Blutlösungen beobachtet und als erster in seinem 1863 erschienenen Buch abgebildet.

Gezeichnet sind die Absorptionserscheinungen von Blutlösungen sodann von dem Physiker Stokes[5]) im Jahre 1864, der, durch Hoppe-Seylers Veröffentlichung veranlaßt, die von diesem beschriebenen Erscheinungen nachprüfte und hinsichtlich des reduzierten Hämoglobins wesentlich erweiterte (s. Abb. 6 auf S. 279). Ein Jahr später bildete dann Hoppe-Seyler[6]) in der 2. Auflage seines Lehrbuchs die Spektra des Oxyhämoglobins und Hämatins auf einer Farbendrucktafel ab und zeichnete Sorby[7]) die Spektra von Oxyhämoglobin, reduziertem Hämoglobin, Methämoglobin in neutraler und alkalischer Lösung, Hämatin und Hämochromogen auf Grund seiner mikrospektroskopischen Untersuchungen (s. Abb. 7 auf S. 282).

Im einzelnen charakterisierte Hoppe-Seyler[8]) das Oxyhämoglobin in folgender Weise.

Eine Lösung von Oxyhämoglobin-Kristallen, desgleichen aber auch eine Blutlösung[9]) zeigen

---

[1]) E. Ziemke und Franz Müller, Beiträge zur Spektroskopie des Blutes. Arch. f. (Anat. u.) Physiol. 1901. Suppl. S. 177.

Außer den genannten Abhandlungen sei ausdrücklich verwiesen hinsichtlich der Physiologie der Blutspektra auf: Lewin, Die spektroskopische Blutuntersuchung, Arch. der Pharmazie 1897, Bd. 235; L. Naumann, Über das spektroskopische Verhalten der Blutfarbstoffe, Diss. Leipzig 1902, auf die mit einem umfangreichen, historisch und nach Materien geordneten Literaturverzeichnis versehene kritische Zusammenstellung in Kaysers Handbuch der Spektroskopie Bd. 4, 1908, S. 99, sowie auf die während des Druckes unserer Arbeit erschienene Abhandlung Franz Müllers (Tierische Farbstoffe, I. Vorkommen und optische Untersuchung, II. Die respiratorischen Farbstoffe) in Oppenheimers Handbuch der Biochemie Bd. 1, 1909, S. 656 und 662; bezüglich chemischer Einzelheiten auf Otto Cohnheims Chemie der Eiweißkörper 2. Aufl. 1904.

[2]) Hämoglobin, Oxyhämoglobin Hoppe-Seylers. Ursprünglich Hämatoglobulin Berzelius'. Scarlet cruorin Stokes'. — Hämochrom und Oxyhämochrom Bohrs.

[3]) Felix Hoppe, Über das Verhalten das Blutfarbstoffes im Spektrum des Sonnenlichts. Virchows Archiv für path. Anat. 1862, Bd. 23, S. 446—449.

[4]) G. Valentin, Der Gebrauch des Spektroskopes zu physiologischen und ärztlichen Zwecken 1863, S. 73 ff.

[5]) G. G. Stokes, On the reduction and oxidation of the colouring matter of the blood. Proceedings of the Royal Society of London 1863/1864, Bd. 13, S. 355 (16. Juni 1864) und gleichlautend in Philosophical Magazine 1864, 4. Serie, Bd. 28, S. 391 (November).

[6]) Hoppe-Seyler, Handbuch der physiol. und pathol.-chem. Analyse 2. Aufl. 1865.

[7]) H. C. Sorby, On the application of spectrum-analysis to microscopical investigations and especially to the detection of blood-stains. Chemical News 1865, Bd. 11, S. 186.

[8]) Hoppe-Seyler, Über die chemischen und optischen Eigenschaften des Blutfarbstoffs. Zweite Mitteilung. Virchows Arch. f. pathol. Anat. 1864, Bd. 29, S. 233. — Derselbe, Medizinisch-chemische Untersuchungen 1866—1871, S. 169 ff.

[9]) Es wurden schon in der ersten Mitteilung „Die wässerige Lösung des Blutes vom Weißfisch, der Testudo mauretanica, der Taube, Hund, Ochs, Schaf, Schwein" untersucht und als vom gleichen optischen Verhalten gefunden.

je nach der Konzentration und der angewendeten Schichtdicke der Lösung, ein verschiedenes Verhalten[1]). Z. B. eine 1promillige Oxyhämoglobinlösung weist im Spektrum zwei Auslöschungen im Gelb und Grün auf, sie liegen zwischen den Fraunhoferschen Linien D und E; der nach dem schwächer brechbaren Teil des Spektrums zu gelegene Streifen ist der Linie D ziemlich nahe (auch als Streifen α bezeichnet), während der andere Streifen weiter von der Linie E abliegt (als Streifen β bezeichnet). Bei stärkerer Konzentration oder größerer Schichtdicke nimmt die Breite beider Streifen, „aber fast allein auf Kosten des gelbgrünen Lichtes, welches beide Streifen voneinander trennt" zu, bis sie bei noch stärkerer Konzentration zu einer breiten Bande zusammenfließen. Gleichzeitig wird vom Violett und Blau des Spektrums immer mehr ausgelöscht, „ohne daß sich hierbei bestimmte Streifen einstellen", bis schließlich vom Spektrum nur noch die Gegend zwischen E und b und der rote Teil bis zu D sichtbar ist und endlich auch die Partie zwischen E und b verdunkelt wird. Die Lage dieser beiden Banden in bestimmter Konzentration nach Teilen einer willkürlichen Skala ist ebenfalls von Hoppe-Seyler schon gemessen worden; einige seiner Messungsergebnisse sind beim Kohlenoxydhämoglobin (s. dort) mitgeteilt.

Eine zweite Eigentümlichkeit des Spektrums des Oxyhämoglobins ist die scharfe Begrenzung der Banden, besonders des Streifens α. Hoppe-Seyler schildert dies mit den Worten:

„Während . . . . der Blutfarbstoff zwischen D und E das Licht außerordentlich kräftig absorbiert, läßt er fast ebenso entschieden die Abschnitte zwischen A und D, sowie zwischen E und b intakt. Es ergibt sich schon hieraus die Schärfe der Konturen jener geschilderten Absorptionsstreifen, da die am stärksten absorbierten Abschnitte von den am schwächsten absorbierten eng umgrenzt werden."

Drittens ist der α-Streifen schmaler und erscheint intensiver; er verschwindet beim fortgesetzten Verdünnen der Blutlösung ein wenig später als der Streifen β.

Obwohl schon vor 46 Jahren Hoppe-Seyler eingehend geschildert hat, wie die spektralen Eigenschaften des Blutfarbstoffs in hervorragendem Maße abhängig sind von der Konzentration der angewendeten Blutlösung, ist mit diesem wichtigen Einfluß der Konzentration der Blutlösung auf Lage und Ausdehnung der Absorptionsbande in der Folgezeit vielfach nicht gerechnet worden. Ebenso hat Preyer[2]) im Jahre 1868 und sodann in seiner Monographie über die Blutkristalle[3]), die die ersten umfassenden bildlichen Darstellungen der Spektra des Blutfarbstoffs und seiner Umwandlungsprodukte enthält, auf Grund eigener Untersuchungen an einer Lösung von Oxyhämoglobinkristallen[4]) in neun verschiedenen Konzentrationen allerdings in etwas schematischer Weise gezeigt, wie mit zunehmender Konzentration der zunächst neben dem Streifen α noch nicht sichtbare Streifen β auftritt, wie sich der Streifen α verbreitert und damit bis an die D-Linie herantritt, die gleiche Zunahme in der Breite des Streifens β aufweist und Blau und Violett in immer größerer Ausdehnung absorbiert werden. Schließlich (bei 5,4% Oxyhämoglobingehalt, 1 cm Schichtdicke) ist vom ganzen Spektrum nur noch das Rotorange zu sehen und zwar derjenige Teil, „welcher bei zersetzten Sauerstoffhämoglobinlösungen auch bei starker Verdünnung verdunkelt zu sein pflegt (Hämatinstreifen, Säurebänder, Methämoglobin)". Vermißt wird bei dieser an sich bedeutungsvollen Wiedergabe der Spektra die (z. B. von Stokes beim reduzierten Hämoglobin usw. gezeichnete) leichte Verdunkelung vor der Totalauslöschung im Blauviolett.

So erklärt es sich, daß bei den einzelnen Untersuchern des Blutfarbstoffs sich die verschiedenartigsten Angaben über Lage, Breite und Intensität der Absorptionen vorfinden, worüber am besten die Darstellung dieser Verhältnisse durch Kayser in seinem erwähnten Handbuch und die genannte Dissertation Naumanns Aufschluß gibt. Merkwürdiger Weise finden sich in den Lehr- und Handbüchern nur ganz vereinzelt Angaben über die Konzentration der für die dort gewählte Wiedergabe des betreffenden Spektrums verwendeten Lösungen von Blut oder des reinen Blutfarbstoffs; nur beim Methämoglobin wird häufig die Notiz gemacht, daß eine 5%ige oder stärkere Blutlösung zur Zeichnung des Spektrums gedient hat.

---

[1]) Verwendet wurden Glaströge mit 1 cm Flüssigkeitsschicht, sogen. Hämatinometer.

[2]) W. Preyer, Über einige Eigenschaften des Hämoglobins und des Methämoglobins. Pflügers Arch. f. d. ges. Physiol. 1868, Bd. 1, S. 395. (Mit 1 Tafel.)

[3]) W. Preyer, Die Blutkristalle 1871. (Mit 3 Tafeln.)

[4]) Preyer gibt ausdrücklich an, daß bei einer Blutlösung die spektralen Eigentümlichkeiten die gleichen sind.

In dem bei der Spektraluntersuchung ohne weiteres nicht sichtbaren violetten Teil des Spektrums von stark verdünnten Blutlösungen hat Soret[1]) durch Anwendung eines Fluoreszenzokulars einen Streifen zwischen G und h, näher der letzteren Fraunhoferschen Linie entdeckt und 1883 auf der photographischen Platte fixiert. Gamgee[2]) hat als erster mustergültige Photogramme dieses Streifens im Violett veröffentlicht und ihn nach Lage, Ausdehnung und Intensität bei verschiedenen Konzentrationen beschrieben.

Die Lage der dem Oxyhämoglobin zukommenden Streifen ist ($\lambda = \mu\mu$):

Untersucher	Streifen α	Streifen β	Streifen im Violett
d'Arsonval, 1890[3])	—	—	430—399
Grabe 1892[4]) (1⁰/₀ige Lösung; defibriniertes Blut; 1 mm Schichtdicke usw.)	—	—	427—405
Bider 1892[5]) (Blutlösung 1 : 200; Ausmessung auf der photographischen Platte)	588—570	561—530 Beginn der einseitigen Auslöschung bei 440	
Gamgee 1896[2]) (Blutlösung)	—	—	414
Formánek 1901[6]) (Blutlösung; Absorptionsmaxima; direkte Beobachtung)	578,1	541,7	—
Lewin, Miethe und Stenger 1906 u. 1907[7]) (Absorptionsmaxima, Plattenausmessung) Oxyhämoglobin	579	542	415 (134 Messungen)
Kaninchenblutlösung	577	537	415 (50 Messungen)

2. Das Hämoglobin[8]).

Der Untersuchung dieses Umwandlungsprodukts des Blutfarbstoffes hat man im Hinblick auf die Oxydations- und Reduktionsvorgänge im Blut schon frühzeitig eine besondere Aufmerksamkeit gewidmet. Erst nach und nach wurde aber das charakteristische Spektrum des Blutes bei der Reduktion erkannt.

Hoppe-Seyler[9]) gibt in seiner ersten Mitteilung noch ausdrücklich an, daß sowohl arterielles als auch venöses Blut die beiden Streifen des Oxyhämoglobins zeigt, und daß an diesen auch durch „andauerndes Behandeln der Blutlösung mit Kohlensäure“ nichts verändert wird. Da

---

1) J.-L. Soret, Recherches sur l'absorption des rayons ultra-violets par diverses substances. Archives des sciences phys. et natur. 1878, Neue Folge Bd. 61, S. 347 und Compt. rend. Acad. sciences 1878, Bd. 78, S. 708 (711). — Soret, Recherches etc. Cinquième mémoire. Archives des sciences 1883, Dritte Folge Bd. 10, S. 429 (484) und Compt. rend. Acad. sciences 1883, Bd. 97, S. 1267.

2) A. Gamgee, On the absorption of the extreme violet and ultra-violet rays of the spectrum by haemoglobin, its compounds and certain of its derivates. Zeitschr. f. Biol. 1896, Bd. 34, S. 505 (mit 3 Tafeln).

3) D'Arsonval, Photographie des spectres d'absorption de l'hémoglobine et de son emploi en physiologie et en médicine légale. Archives de physiol. norm. et pathol. 1890, 5. Serie, Bd. 22, S. 240.

4) Grabe, Untersuchungen des Blutfarbstoffs auf sein Absorptionsvermögen für violette und ultraviolette Strahlen. Dissert. Dorpat 1892.

5) Bider, Über das spektroskopische Verhalten des Blutes nach Aufnahme von schädlichen Gasen und eine Methode, diese Veränderungen für gerichtliche Zwecke objektiv zur Darstellung zu bringen. Arch. d. Pharmazie 1892, Bd. 230, S. 609.

6) J. Formánek, Über die Absorptionsspektra des Blutfarbstoffs. Zeitschr. f. analyt. Chem. 1901, Bd. 40, S. 505 (mit 1 Tafel), sowie: „Die qualitative Spektralanalyse anorganischer und organischer Körper.“ 2. Aufl. (Berlin) 1905.

7) Lewin, Miethe und Stenger, Über die durch Photographie nachweisbaren spektralen Eigenschaften der Blutfarbstoffe und anderer Farbstoffe des tierischen Körpers. Pflügers Arch. f. d. ges. Physiol. 1907, Bd. 118, S. 80.

8) Reduziertes Hämoglobin; Purple cruorin Stokes'.

9) Virchows Arch. f. path. Anat. Bd. 23, S. 447.

er keine Angaben darüber macht, ob er bei seinen Versuchen die Berührung mit Luft ausschloß, konnte der Einwand erhoben werden, daß im venösen Blut etwa vorhandenes (reduziertes) Hämoglobin beim Hantieren damit durch den Zutritt von Luft stets wieder in Oxyhämoglobin übergeführt wurde. Stokes[1]), von dem die grundlegenden Untersuchungen über diesen Blutfarbstoff herrühren, vermied zielbewußt eine nachträgliche Sauerstoffaufnahme des venösen Blutes, indem er[2]) eine mit Spritze versehene, mit abgekochtem und unter Luftabschluß abgekühltem Wasser gefüllte Pipette in die Drosselader eines Hundes einführte. Das in eine derartige Wasserpipette aufgesaugte venöse Blut zeigte auch unter diesen Vorsichtsmaßregeln die Banden des Oxyhämoglobins. Aber Stokes weist schon darauf hin, daß damit nicht die Abwesenheit von (reduziertem) Hämoglobin, sondern nur das Überwiegen von Oxyhämoglobin in dem untersuchten Venenblut erwiesen sei.

Sodann prüfte Stokes das Verhalten von Blutlösungen[3]) gegenüber alkalischen Reduktionsmitteln und fand bei diesem Vorgang, bei dem er den Farbumschlag von Hellrot in Purpur in Analogie mit der Reduktion des Oxyhämoglobins im strömenden Blut setzte, als das wesentlichste charakteristische Kennzeichen im spektralen Verhalten das Auftreten eines einbandigen Spektrums. Er beschreibt diese Umwandlung mit folgenden Worten:

„If to a solution of protosulphate of iron enough tartaric acid be added, to prevent precipitation by alcalies, and a small quantity of the solution, previously rendered alkaline by either ammonia or carbonate of soda[4]), be added to a solution of blood, the colour is almost instantly changed to a much more purple red as seen in small thicknesses, and a much darker red than before as seen in great thickness . . . . the change in the absorption spectrum is far more decisive. The two highly characteristic dark bands seen before are now replaced by a single band, somewhat broader and less sharply defined at its edges than either of the former, and occupying nearly the position of the bright band separating the dark bands of the original solution. The fluid is more transparent for the blue and less so for the green than it was before“.

Steigerte Stokes die Konzentration der Lösungen, so verschwand zuletzt nicht das etwas nach dem Violett zu von der Linie b sichtbare Grün, sondern das ein wenig nach dem Rot zu von der Linie F beginnende Blau. Das Bild, das die Absorptionsbande, die beim Versetzen von Blut mit der im Vorstehenden beschriebenen ammoniakalischen Lösung von Weinsäure und Ferrosulfat[5]) auftrat, und die beiden Oxyhämoglobinstreifen, die vorher in der Lösung vorhanden waren, bei Übereinanderzeichnung geben, wird von Stokes treffend mit der Form einer Stimmgabel (tuning-fork) verglichen. Setzt man nämlich zu einer zweckmäßig verdünnten Blutlösung in einem Reagenzglas etwas Stokessche Lösung, mischt und läßt das Reagenzglas kurze Zeit senkrecht stehen, so kann man in dem oberen oder oxydierten Teil der Blutlösung die beiden Oxyhämoglobinstreifen und im anstoßenden unteren Teil den breiten Streifen des reduzierten Hämoglobins sehen, der sich etwa an den Zwischenraum zwischen den beiden Streifen anschließt (vergl. nachstehende Textabbildung 6: Spektrum Nr. 1 und 2).

Der Streifen in dem mit dem Reduktionsmittel versetzten Blut ist dem Umwandlungsprodukt des Bluts eigen und nicht etwa durch das Reduktionsmittel selbst veranlaßt. Er tritt ebenso auf, wenn statt des Eisensulfats Zinnchlorür[6]) oder Schwefelammonium[7]) oder ein anderes Reduktionsmittel (Hydrazinhydrat, Hüfner) angewendet wird.

---

[1]) G. G. Stokes, On the reduction and oxidation of the colouring matter of the blood. Proceedings of the Royal Academy of London 1863—64, Bd. 13, S. 355 und gleichlautend in Philosophical Magazine 1864 (Nov.) S. 391.

[2]) Gemeinschaftlich mit Harley und Sharpey.

[3]) Hauptsächlich an ausgelaugtem, klein geschnittenem Gerinnsel von Schaf- oder Ochsenblut.

[4]) Welche beide Stoffe das Oxyhämoglobin nach Hoppe-Seylers und Stokes' Untersuchungen in ihrem spektralen Verhalten nicht verändern.

[5]) Die sogenannte Stokessche Lösung.

[6]) Die ammoniakalische Lösung von Zinnoxydul hat den Vorteil ungefärbt zu sein; sie reduziert aber nicht augenblicklich, sondern erst nach einiger Zeit, sofern man nicht erwärmen will.

[7]) Schwefelammoniumlösung reduziert ebenfalls langsam und veranlaßt — worauf Stokes ausdrücklich hinweist — das Auftreten eines Streifens im Orange des Spektrums. Vergl. auch F. Nawrocki, Über die optischen Eigenschaften des Blutfarbstoffes. Zentralbl. f. d. med. Wiss. 1867, Bd. 5, S. 177 und 195.

In gleicher Weise wie durch den Zusatz der genannten alkalischen Lösungen ändert sich nach Stokes das optische Verhalten einer Blutlösung, wenn sie verschlossen oder offen sich selbst überlassen wird; auch hierbei bildet sich durch die Einwirkung im Blut vorhandener reduzierender Stoffe (reduziertes) Hämoglobin. Dieses auf eine der genannten Weisen gewonnene, von Stokes „purple cruorin“ genannte Hämoglobin geht durch Schütteln mit Luft wieder in Oxyhämoglobin über und kann durch erneuten Zusatz einer sehr kleinen Menge Reduktionsmittel wieder erhalten werden usw. War von vornherein das reduzierende Mittel im Überschuß vorhanden, so geht die Reduktion nach beendigtem Schütteln mit Luft von selbst wieder vor sich. Die an wenig zugänglicher Stelle veröffentlichte Zeichnung Stokes' zeichnet sich durch ungemein scharfe und genaue Beobachtung aus, weshalb sie hier wiedergegeben sei.

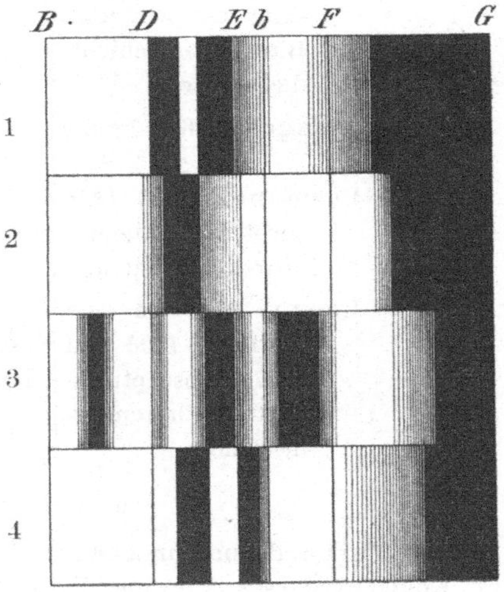

Fig. 6. Stokes' Blutspektren (nach dem Holzschnitt in Proceedings Royal Society London 1863/64, Bd. 13).

Nr. 1. Oxyhämoglobin. Nr. 2. (Reduziertes) Hämoglobin. } Die Absorptionsbänder in 1 u. 2 zeigen die Form einer aufrechtstehenden Stimmgabel.
Nr. 3. Säurehämatin, auf Zusatz von Essig- oder Weinsäure erhalten (nach verschiedenen Konzentrationen gezeichnet).
Nr. 4. Reduziertes Hämatin = Hämochromogen, aus Säurehämatin (Nr. 3) durch Reduktion in alkalischer Lösung erhalten.

Nach den Untersuchungen von Stokes, sowie von Hoppe-Seyler[1], die zu gleichen Ergebnissen führten, kommt dem Farbstoff im Blut nach der Reduktion folgendes spektrale Verhalten zu:

1. Eine einzige breite Absorptionsbande, die im Gebiete des Zwischenraums zwischen den beiden Oxyhämoglobinstreifen und teilweise in dem des α-Streifens liegt. Sie ist an beiden Seiten nicht scharf begrenzt und geht allmählich in die nichtabsorbierten Teile des Spektrums über.

2. Diese Bande verschwindet beim Verdünnen der Lösung viel früher als es die Streifen der entsprechenden Oxyhämoglobinlösung tun; infolgedessen zeigen Lösungen, die beim allmählichen Verdünnen den Reduktionsstreifen eben nicht mehr aufweisen, beim Schütteln noch die Bänder des Oxyhämoglobins.

3. Außerdem ist die einseitige Absorption im Blau gegenüber der des nichtreduzierten Blutfarbstoffs etwas mehr nach dem Ultraviolett zu hinausgerückt, wie sich aus der Abbildung 6 und aus nachfolgender Zusammenstellung aus Hoppe-Seylers[2] Messungen ergibt, und es besteht eine größere Lichtdurchlässigkeit im blauen Teil des Spektrums.

Hoppe-Seyler beschreibt die Lage und die Ausdehnung der Bande des (reduzierten) Hämoglobins nach einer Skaleneinstellung, die beim Kohlenoxydhämoglobin (s. dort) angegeben ist, folgendermaßen:

Hoppe-Seyler	Absorptionsstreifen		Beginn der Auslöschung im Blau
Oxyhämoglobin	81—87	95—106	148
(Reduziertes) Hämoglobin (aus dem Vorhergehenden dargestellt)	82—97 Schatten von 77—82	Schatten von 97—99	155

Dieses Verhalten des Hämoglobins ergab sich, gleichgültig, ob das Blut durch Stehenlassen, durch Erwärmen oder durch Zusatz von Schwefelammonium verändert war.

Außer der für die Umwandlung des Oxyhämoglobins in Hämoglobin charakteristischen Bande tritt im Falle der Verwendung von Schwefelammonium als Reduktionsmittel ein diesem Reduktionsmittel zukommender, also nicht zum Hämoglobin gehöriger Streifen im Orange auf.

[1]) Hoppe-Seyler, Über die optischen und chemischen Eigenschaften des Blutfarbstoffs. Zentralbl. f. d. med. Wiss. 1864, Bd. 2, S. 817 und gleichlautend in Zeitschr. f. analyt. Chem. 1864, Bd. 3, S. 432.

[2]) Hoppe-Seyler, Zentralbl. f. d. med. Wiss. Bd. 2, S. 819.

Im violetten Teil des Spektrums des Hämoglobins haben Grabe, Gamgee, Mirto sowie Lewin, Miethe und Stenger einen für diesen Blutfarbstoff charakteristischen Streifen photographiert.

Die Lage dieses Streifens im Violett sowie der Absorptionsbande im Gelb ist ($\lambda = \mu\mu$):

Untersucher	Bande im Gelb	Streifen im Violett
Grabe 1892 (1%ige Lösung, defibriniertes Blut, 1 mm Schichtdicke usw.)	—	437—417
Gamgee 1896 u. 1898[1])	550	436—415 [Zentrum: 425 (426)]
Formánek 1901 (Absorptionsmaxima, direkte Beobachtg.)	554,7	—
Lewin, Miethe und Stenger 1906 und 1907 (Absorptionsmaxima, Plattenausmessung)	558 (559), also fast in der Mitte zwischen den Maxima der beiden Streifen des Oxyhämoglobins	429

3. Das Kohlenoxydhämoglobin.

Cl. Bernard[2]) und unabhängig von ihm Hoppe-Seyler[3]) haben die eigentümliche Wirkung des Kohlenoxydgases auf die Farbe des Blutes zuerst beschrieben. Ursprünglich konnte Hoppe-Seyler[4]) eine Veränderung des Absorptionsspektrums von Blut nach dem Behandeln mit Kohlenoxyd nicht auffinden. Erst als er die Spektra des Kohlenoxydblutes und des gewöhnlichen Blutes durch gleichzeitige Betrachtung bei Übereinanderstellung verglich, fand er bei der mit Kohlenoxyd gesättigten Blutlösung eine veränderte Lage der Streifen, die nach seiner willkürlich gewählten, von Rot nach dem Violett aufsteigenden Skala folgende war:

Hoppe-Seyler	Streifen α	Streifen β	Beginn der Totalauslöschung im Blau
I[5])			
Oxyhämoglobin	82—88	96—105	160
	(Zwischenraum 8)		
Kohlenoxydhämoglobin	83—91	97—107	170
	(Zwischenraum 6)		
II[6])			
Oxyhämoglobin	81—87	95—106	148
	(Zwischenraum 8)		
Kohlenoxydhämoglobin	82—90	95—106	160
	(Zwischenraum 5)		

[1]) a. a. O. in Schäfers Textbook of physiology Bd. 1, S. 234 und 236.

[2]) Cl. Bernard, Leçons sur les effets des substances toxiques et médicamenteuses 1857, S. 161 und 181. Bernard erwähnt hier, daß er schon seit 10 Jahren in seinen Vorlesungen la coloration rutilante des Kohlenoxydblutes zeigte.

[3]) Hoppe, Über die Einwirkung des Kohlenoxydgases auf das Hämatoglobulin. Virchows Arch. f. path. Anat. 1857, Bd. 11, S. 288.

[4]) Virchows Arch. f. path. Anat. 1862, Bd. 23, S. 447.

[5]) Med.-chem. Untersuch. S. 203. Ohne Angabe des Gehalts der untersuchten Lösung an Blutfarbstoff.

[6]) Zentralblatt f. d. med. Wiss. 1864, Bd. 2 S. 819. Die Skala war so eingestellt, daß C mit 61, D mit 80, E mit 106, b mit 111, F mit 130,5, G mit 179—180 zusammenfiel.

Es ergibt sich hieraus, daß beim Kohlenoxydblut gegenüber dem Oxyhämoglobin:

1. beide Streifen um ein weniges nach dem stärker brechbaren Teil des Spektrums hin verschoben sind,

2. der Zwischenraum zwischen den beiden Streifen — was Hoppe-Seyler zwar nicht ausspricht, was sich aber aus seinen Messungen ergibt — sich verringert (siehe oben die in Klammern angefügten Zahlen, die die Differenzen nach der willkürlichen Skala Hoppe-Seylers angeben),

3. die einseitige Absorption im Blau — worauf in der späteren Literatur nicht mehr hingewiesen worden ist, was aber unsere photographischen Aufnahmen ohne weiteres lehren — nach der Seite der kurzen Wellen verschoben ist (170 gegen 160, bezw. 160 gegen 148 der willkürlichen Skala Hoppe-Seylers bei verschiedenen Konzentrationen der untersuchten Lösungen).

1901 hat Formánek die wichtige Beobachtung gemacht, daß beim Einleiten von Kohlenoxyd in eine Blutlösung die Verschiebung der beiden Oxyhämoglobinstreifen nicht auf einmal, sondern nach und nach, anfangs schneller, später langsamer, vor sich geht, ähnlich wie beim Hämochromogen (s. dort).

Die erste Zeichnung eines Kohlenoxydblutspektrums rührt von Preyer[1]) her; die genannten drei Kennzeichen sind von ihm ebenfalls gesehen und gezeichnet worden.

Auch im Spektrum des Kohlenoxydbluts ist schon von Soret ein Streifen im Violett beschrieben und von Grabe, Gamgee, Mirto, sowie Lewin, Miethe und Stenger photographiert worden.

Die Lage der Streifen des Kohlenoxydhämoglobinspektrums ist in Gegenüberstellung mit den entsprechenden Streifen des Oxyhämoglobins ($\lambda = \mu\mu$):

Untersucher		Streifen α	Streifen β	Streifen im Violett
Bider 1892 (Ausmessung nach den Negativen)	Oxyhämoglobin	588—570 (Blutlösung 1 : 200)	561—530	—
	Kohlenoxydhämoglobin	582—564	554—525	—
Grabe 1892 (1%ige Lösung, defibrin. Blut, 1 mm Schichtdicke usw.)	Oxyhämoglobin	—	—	427—405
	Kohlenoxydhämoglobin	—	—	425—412
Gamgee 1896 (Blutlösung)	Oxyhämoglobin	—	—	414
	Kohlenoxydhämoglobin	—	—	420,5
Formánek 1901 (Absorptionsmaxima, direkte Beobachtung)	Oxyhämoglobin	578,1	541,7	—
	Kohlenoxydhämoglobin (Blutlösung, endgültige Einstellung der Streifen)	571,0 (beim Stehen der Lösung auf 572 zurückgehend)	537,5 (beim Stehen der Lösung auf 538,1 zurückgehend)	—
Lewin, Miethe und Stenger 1906 und 1907 (Absorptionsmaxima, Plattenausmessung)	Oxyhämoglobin	579 (577)	542 (537)	415
	Kohlenoxydhämoglobin	570[2]) (576[3]))	542[2]) (540[3]))	416

Für die Erkennung des Kohlenoxydblutes steht nun noch eine wichtige Eigenschaft gegenüber chemischen Reagentien zu Gebote, das Verhalten beim Zusammenbringen mit Reduktionsmitteln (Hoppe-Seyler).

Hoppe-Seyler[4]) schreibt hierzu:

[1]) W. Preyer, Über einige Eigenschaften des Hämoglobins und des Methämoglobins. Pflügers Arch. f. d. ges. Physiol. 1868, Bd. 1, S. 395. — Wie die abweichende Behauptung Valentins (a. a. O.), daß die Kohlenoxydhämoglobinstreifen dieselbe Lage einnehmen wie die des Oxyhämoglobins, zu erklären ist, läßt sich nicht mit Sicherheit angeben.

[2]) Umwandlung einer Oxyhämoglobinlösung in Kohlenoxydhämoglobin durch Durchleiten von Kohlenoxyd.

[3]) Tierversuch, Leuchtgasvergiftung.

[4]) Med.-chem. Untersuch. S. 204.

„Die oben beschriebenen Spektralerscheinungen, welche das Kohlenoxydhämoglobin erzeugt, bleiben ungeändert, wenn indifferente Gase längere Zeit durch die Lösungen geleitet werden, ebenso sind reduzierende Substanzen, als z. B. Schwefelammonium, ammoniakalische Lösung von weinsaurem Eisenoxydul oder von weinsaurem Zinnoxydul, ohne Einfluß auf dieselben . . . Durch dieses Verhalten im Spektrum ist das Kohlenoxydhämoglobin sicher zu unterscheiden von Oxyhämoglobin", dem durch die oben bezeichneten reduzierenden Körper, „welche auch den freien Sauerstoff absorbieren und lediglich in dieser Weise das Oxyhämoglobin anzugreifen scheinen", der lose gebundene Sauerstoff gänzlich entzogen werden kann.

4. Das Methämoglobin[1]).

Bei weitem schwieriger liegen die Verhältnisse, um nach den Angaben der Fachliteratur das Methämoglobin in seinen spektralen Eigenschaften zu definieren, das in saurer[2]) (neutraler) und in alkalischer Lösung verschiedene Absorptionsspektra aufweist.

Im Jahre 1863 beschreibt Hoppe-Seyler[3]), daß der Inhalt von Kropfcysten bei spektroskopischer Untersuchung die beiden Streifen des unveränderten Blutfarbstoffs nicht, wohl aber einen Streifen im Rot zeigte, dessen Lage er nicht genauer bestimmte. Auch in der zweiten Auflage seines Lehrbuchs nennt Hoppe-Seyler[4]) Methämoglobin ein Blutfarbstoffderivat, das in den braunen Flüssigkeiten aus Struma- und Ovarialcysten, Hydrocelen usw. anzutreffen ist, sich aber auch in alten Blutextravasaten findet. Es bildet sich nach ihm außerhalb des Organismus beim Stehen von Oxyhämoglobinlösungen, besonders konzentrierten, bei gewöhnlicher oder noch schneller bei Bluttemperatur, ferner beim Eintrocknen von Blut an der Luft. Auch spricht er die Anschauung aus, daß das optische Verhalten einer Methämoglobinlösung mit dem des Hämatins in sauren (alkoholischen oder ätherischen) Lösungen identisch sei; es sei nicht ausgeschlossen, daß die von ihm Methämoglobin genannte Substanz „ein Gemenge von Hämatin und einem leicht löslichen Albuminstoff" darstelle[5]).

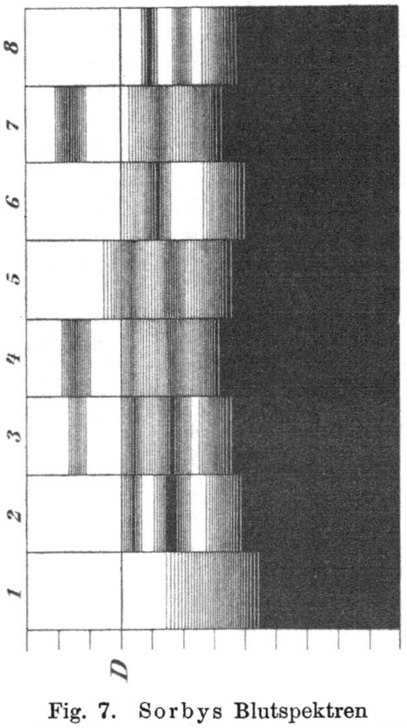

Fig. 7. Sorbys Blutspektren (nach dem Holzschnitt in The Chemical News 1865, Bd. 11).

Nr. 1. Spektrum einer verdünnten Eisenchloridlösung, die mit etwas Rhodankalium versetzt ist.
Nr. 2. Spektrum einer verdünnten Blutlösung (Oxyhämoglobin).
Nr. 3. Spektrum der Lösung eines an Leinwand eingetrockneten braunen Blutes (Methämoglobin).
Nr. 4. Spektrum der Lösung eingetrockneten Bluts (Nr. 3) nach längerem Eintrocknen (Methämoglobin).
Nr. 5. Lösung von Nr. 4, mit Ammoniak versetzt (alkalisches Methämoglobin).
Nr. 6. (Reduziertes) Hämoglobin, entstanden aus Oxy- oder Methämoglobin durch Stokessche Lösung.
Nr. 7. Säurehämatin, aus Oxy- oder Methämoglobin durch Zusatz von Essigsäure erhalten.
Nr. 8. Reduziertes Hämatin = Hämochromogen.

Eingehend beschreibt Sorby[6]) die optischen Eigenschaften des in den Schorfen auf Wunden eingetrockneten Blutes und von Blutproben, die er auf Leinwand eintrocknen ließ und verschieden lange und an verschiedenen Orten aufbewahrte, und die in das „braune Cruorin" übergegangen waren. Die von ihm gezeichneten

---

[1]) Hoppe-Seyler; Braunes Cruorin Sorbys.

[2]) Eine Methämoglobinlösung zeigt schwach saure Reaktion. Die Begriffe sauer und neutral werden in der Literatur angewendet, um eine nicht alkalische Methämoglobinlösung zu kennzeichnen.

[3]) Hoppe-Seyler, Über die Extravasate in Kropfcysten. Virchows Arch. f. path. Anat. 1863, Bd. 27, S. 392.

[4]) Hoppe-Seyler, 1865, S. 205.

[5]) Hüfner und Otto (Über kristallinisches Methämoglobin, Zeitschr. f. physiol. Chem. 1882, Bd. 7, S. 65 und 1884, Bd. 8, S. 366) stellten das Methämoglobin rein als kristallinische Substanz dar.

[6]) H. C. Sorby, On the application of spectrum-analysis to microscopical investigations and especially to the detection of blood-stains. Chemical News 1865, Bd. 11, S. 186.

Spektra, von denen die des braunen Cruorins die ersten Abbildungen des Methämoglobinspektrums darstellen, sind in Textabbildung 7 wiedergegeben.

Die Spektra 3 und 4 der Textabbildung 7 stellen die Lichtabsorption von Lösungen zweier verschieden alter, auf Leinwand an der Luft eingetrockneter Blutproben dar. Spektrum 4, in welchem der Streifen im Orange deutlicher wird und dementsprechend die beiden Streifen zwischen D und E abblassen, entspricht einer eingetrockneten und längere Zeit der Luft ausgesetzten Blutprobe. Je länger das Oxyhämoglobin Zeit findet, in Methämoglobin sich umzuwandeln, um so intensiver tritt der Streifen im Orange in die Erscheinung und um so schwächer werden die Streifen zwischen D und E, insbesondere aber der α-Streifen, bis dieser fast unsichtbar wird. Auch erwähnt Sorby schon, daß bereits Anhauchen genüge, das Methämoglobinspektrum durch Kohlensäurewirkung zu verstärken.

Sorbys Kennzeichnung des Streifens im Orange erscheint zwar insofern nicht ganz korrekt, als er angibt, der Streifen nähere sich sehr der Linie C (während dies vielmehr von dem Hämatinstreifen zu sagen ist); bei Beschreibung des Spektrums des Säurehämatins (Nr. 7 der Abbildung 7) gibt er aber ausdrücklich an, daß dessen Streifen im Anfangsteil des Spektrums gegenüber dem entsprechenden Streifen des Methämoglobins mehr nach dem roten Ende des Spektrums zu gelegen ist. Sorby hat also die Verschiedenheit der Lage dieser beiden Streifen richtig erkannt.

Sorby war aber außerdem der erste, der zu einer solchen Methämoglobinlösung Ammoniak setzte und das so entstehende Spektrum des alkalischen Methämoglobins zeichnete (vergl. Spektrum 5 der Textabbildung 7). Er schildert das Phänomen folgendermaßen:

„The band in the red disappears, those in the green become far more distinct, and the spectrum is similar to that of fresh blood, only the bands are more faint and it is slightly shaded up to half above[1]) D".

Eine weitere wichtige Untersuchung über Methämoglobin stammt von Gamgee[2]), dessen sehr instruktive Zeichnung, insbesondere des alkalischen Methämoglobins, hier ebenfalls abgedruckt werden soll (siehe Abbildung 8, S. 284).

Gamgee verfolgte nicht die Umwandlung des Blutfarbstoffs beim Eintrocknen von Blut, sondern nach dem Zusatz bestimmter chemischer Stoffe und zwar der Nitrite (Natrium-, Kalium-, Amylnitrit) zu Blutlösungen.

Blut, das vorher das Spektrum III gezeigt hatte, ergab nach der Umwandlung in Methämoglobin[3]) das Spektrum V. Die an der Stelle der beiden Oxyhämoglobinstreifen gelegenen Bänder wurden, mit zunehmender Veränderung der Farbe von Rot in Braun, schwächer und schwächer und ließen sich nur noch zur Darstellung bringen, wenn dickere Schichten Blut untersucht wurden. Um den Streifen im Orange, der Gamgee mit dem des Säurehämatins zusammenzufallen schien, zur guten Darstellung zu bringen, mußte er die Konzentration oder Schichtdicke so wählen, daß das Spektrum bis auf das Rotorange ausgelöscht war. Auf Zusatz von Ammoniak trat mit dem Umschlag der Farbe vom Braun in Rot eine Änderung der Lichtabsorption ein. Der Streifen im Rotorange verschwand, die beiden Streifen zwischen D und E wurden deutlicher, und es war vor dem α-Streifen ein etwas abgesetzter Schatten zu sehen (shaded by a less well-defined absorption-band [Spektrum VI]). Gamgee hat demnach als erster den sogenannten „Vorschlagschatten" des Methämoglobins in alkalischer Lösung bei gewissen Konzentrationen als abgesetztes, durch eine schwache Absorption vom α-Streifen getrenntes Band beobachtet und gezeichnet.

---

[1]) Die Zeichnung ist in der Abhandlung von Sorby quergestellt, so daß der Vorschlagschatten sich nach oben über die D-Linie erstreckt, während er hier sich wagerecht nach links über die senkrecht stehende D-Linie ausdehnt.

[2]) Arthur Gamgee, Researches on the blood. — On the action of nitrites on blood. Philosophical transactions of the Royal Society of London für 1868, Bd. 158, Teil 2, S. 589.

[3]) Daß Gamgee damals, als noch nicht bekannt war, daß Oxyhämoglobin durch oxydierende, reduzierende und andere Stoffe in Methämoglobin übergeführt werden kann, annahm, es entstehe durch die Behandlung mit Nitrit ein Nitrit-Oxyhämoglobin, tut den experimentellen Beobachtungen keinen Eintrag. Siehe Sorby, On some compounds derived from the colouring matter of blood. Quarterly journal of microscop. science 1870, Bd. 10, S. 402.

Preyer[1]) hat diese Angaben hinsichtlich des Streifens einer Methämoglobinlösung im Orange bestätigt. Als Beweis für die Verschiedenheit dieses Streifens von dem des Säurehämatins führt er an[2]), daß man sich auf sehr einfache Weise die Verschiedenheit der Lage des Methämoglobinstreifens und der Säurebänder, die nach der zugesetzten Säure verschieden sein können und sich mit zunehmender Konzentration nach der Linie A verschieben, vor Augen führen könne, wenn man zu einer konzentrierten Methämoglobinlösung während der spektroskopischen Beobachtung ein wenig Säure (Essigsäure, Phosphorsäure) bringe, wodurch augenblicklich eine Verschiebung des Absorptionsstreifens nach B zu eintrete. Bei seiner Skala lag das Methämoglobinband bei 47—53, das des Hämatins in saurer Lösung um 3—4 Teilstriche mehr nach B zu. Die Richtigkeit dieser Beobachtung kann man sich jederzeit leicht durch den Versuch dartun.

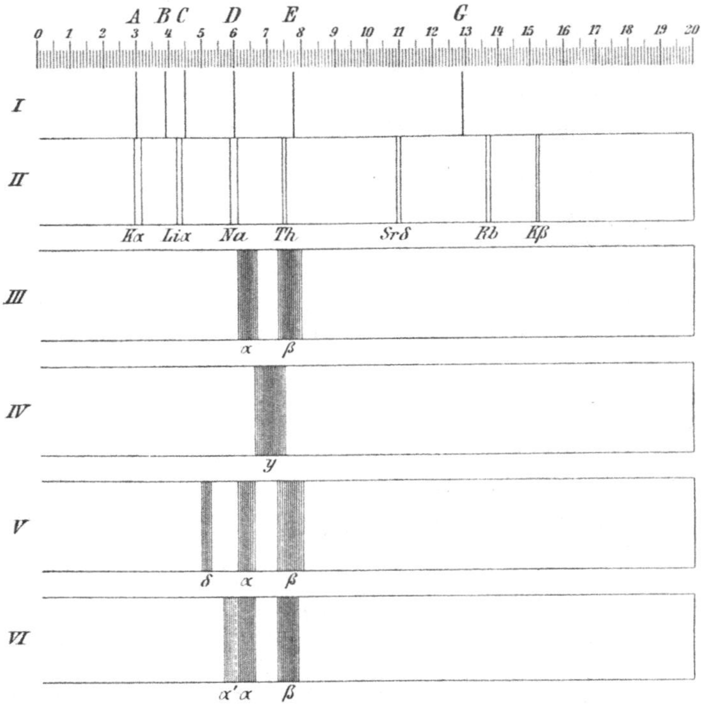

Fig. 8. Gamgees Blutspektren
(nach dem Holzschnitt in Philosophical Transactions 1868. Bd. 158, Teil 2).
III. Oxyhämoglobin.
IV. (Reduziertes) Hämoglobin.
V. Methämoglobin in neutraler Lösung, durch Einwirkung von Natriumnitrit erhalten.
VI. Methämoglobin in alkalischer Lösung. Blutlösung (V) mit Ammoniak versetzt.

Die beiden zwischen D und E gelegenen Absorptionsstreifen[3]) bezieht Preyer[4]) auf in der Lösung vorhandenes Oxyhämoglobin. Er erwähnt 1868 ausdrücklich, daß es ihm auch vorgekommen sei, bei genügend langem Stehen der Kristalle „absolut hämoglobinfreie“ Lösungen zu erhalten. 1871 fügt er hinzu, daß man durch Oxydation des Oxyhämoglobins mit Kaliumpermanganat sogleich hämoglobinfreies Methämoglobin erhalten könne. Hiernach wäre zu erwarten, daß eine solche oxyhämoglobinfreie Lösung die beiden Streifen zwischen D und E, die er „Sauerstoffhämoglobin-Streifen“ nennt, nicht zeigt. Trotzdem schreibt Preyer (1871 S. 191), daß eine völlig von Hämoglobin freie Methämoglobinlösung vier Streifen aufweise und zwar das

[1]) W. Preyer, Über einige Eigenschaften des Hämoglobins und des Methämoglobins. Pflügers Archiv f. d. ges. Physiol. 1868, Bd. 1, S. 395. — Die Blutkristalle 1871.

[2]) Preyer a. a. O. 1868, S. 451.

[3]) Gewonnen aus „vollkommen reinen sehr fein gepulverten Hämoglobinkristallen“, die lange Zeit, etwa einige Monate, über konzentrierter Schwefelsäure in einem bedeckten Gefäße standen, wobei die Farbe von dem anfänglich intensiven Blutrot in ein mißfarbiges Braunrot überging.

[4]) Preyer, a. a. O. 1868, S. 448 und 1871, S. 191.

Band im Rot (γ) und drei weitere Streifen zwischen D und F, nämlich zwei Streifen in der Lage der Oxyhämoglobinstreifen α und β und außerdem eine Bande δ zwischen b und F.

Auch Ray Lankester[1]), der Kohlensäure durch eine verdünnte Blutlösung durchleitete, wobei nach ihm nicht Säurehämatin, sondern Methämoglobin entsteht, hat vier Streifen des Methämoglobins in neutraler Lösung gesehen, von denen er die beiden zwischen D und E gelegenen als Oxyhämoglobinstreifen, herrührend von Resten unveränderten Oxyhämoglobins, anspricht.

Leitete er Kohlensäure eine Stunde lang durch Blut hindurch, so verschwanden die beiden Oxyhämoglobinbänder fast vollkommen; setzte er ferner zu einer Methämoglobinlösung, die im Spektrum vier Bänder aufwies, Säure, so verschwand der vierte Streifen, und es trat an Stelle des Methämoglobinstreifens im Rotorange der Säurestreifen im Rot auf.

Auch Jäderholm[2]) beschreibt für das Methämoglobinspektrum als charakteristisch die besprochenen vier Streifen[3]).

Ziemke und Müller bezeichnen gleichfalls als Kennzeichen des Spektrums vom Methämoglobin, das aus kristallisiertem Oxyhämoglobin in Lösung durch Zusatz von Hydrazin gewonnen war, vier Streifen. Formánek[4]) spricht auf Grund seiner sorgfältigen Messungen der vier Absorptionsbänder des Methämoglobins mit aller Bestimmtheit aus, daß erstens durch längeres Stehen der Blutlösung die Menge des Methämoglobins zu- und die Menge des Oxyhämoglobins abnimmt, und zweitens die zwischen D und E vorhandenen Streifen das Intensitätsmaximum bei genau denselben Wellenlängen liegen wie die Oxyhämoglobinstreifen, daß also die beiden Streifen von dem Vorhandensein von Oxyhämoglobin herrühren.

Auch im violetten Teil des Spektrums weist das Methämoglobin einen Streifen auf, der je nach der Reaktion des Methämoglobins eine verschiedene Lage einnimmt. Die erste photographische Fixierung dieses Streifens und die Ausmessung seiner Lage rühren von Grabe her. Gamgee und Mirto photographierten nur das Methämoglobin in neutraler Lösung, während Lewin, Miethe und Stenger die Lage des Streifens im Violett auf Grund ihrer zahlreichen Photogramme nach den Platten für das Methämoglobin in neutraler und in alkalischer Lösung festlegten.

Eine Zusammenstellung der in der Fachliteratur vorhandenen Bestimmungen der Lage der für Methämoglobin charakteristischen Streifen findet sich in dem erwähnten Handbuch von Kayser. Die für das Intensitätsmaximum der Absorptionen oder für die Grenzen der Bänder auf den photographischen Platten bestimmten Werte sind ($\lambda = \mu\mu$): (siehe Tabelle S. 286 oben).

Schon Preyer[5]) weist darauf hin, daß es auffallend ist, wie ungemein leicht in einer Methämoglobinlösung, deren braune Farbe und charakteristisches Spektrum sich bei anhaltendem Schütteln mit Luft nicht verändert, durch Zusatz minimaler Mengen verschiedener Stoffe der Methämoglobinstreifen im Orange ausgelöscht wird, so z. B. sofort durch Ammoniakwasser[6]). Diese von Sorby und Gamgee eingehend beschriebene Veränderung des Spektrums ist von allen Beobachtern annähernd gleichmäßig beschrieben worden, so daß hierüber Meinungsverschiedenheiten kaum bestehen.

---

[1]) Ray Lankester, Note on methaemoglobin, Quarterly journal of microscop. science 1870, Bd. 10, S. 402.

[2]) A. Jäderholm, Untersuchungen über den Blutfarbstoff und seine Derivate. Zeitschr. f. Biol. 1877, Bd. 13, S. 193. Von Jäderholm (Die gerichtlich-medizin. Diagnose der Kohlenoxydvergiftung 1876) rührt die Anwendung des allgemein benutzten Kaliumferricyanids zur Umwandlung des Oxyhämoglobins in Methämoglobin her.

[3]) Den Umstand, daß beim Methämoglobin der β-Streifen stärker ist als der α-Streifen im Gegensatz zum Oxyhämoglobin, benutzt Jäderholm mit als Beweis dafür, daß auch diese Streifen dem Spektrum des Methämoglobins eigen seien.

[4]) Formánek, a. a. O. S. 515. Vgl. außerdem P. Dittrich, Über methämoglobinbildende Gifte. Arch. f. exp. Path. u. Pharmakol. 1891, Bd. 29, S. 258 und E. Derrien (Sur la méthémoglobine. Thèse de Montpellier 1906), der eine gute Darstellung über vorliegenden Gegenstand, einschließlich des Fluormethämoglobins, gibt.

[5]) Preyer, a. a. O. 1868, S. 450.

[6]) Ferner durch den alkalisch reagierenden Borax (in reichlicher Menge).

Untersucher	Streifen γ	Streifen α	Streifen β	Streifen δ (sog. vierter Streifen)	Streifen im Violett
Grabe 1892 (1%ige Lösung, defibriniertes Blut + Kaliumferricyanid, 1 mm Schichtdicke usw.)	—	—	—	—	420—400
Formánek 1901 (Intensitätsmaxima, direkte Beobachtung)	634	578,1 (Oxy-Hb.: 578,1)	541,7 (Oxy-Hb.: 541,7)	500,8	—
Lewin, Miethe u. Stenger 1906 und 1907 (Intensitätsmaxima, Plattenausmessung)	626	575	533	499	410

Für das Methämoglobin in alkalischer Lösung sind folgende Werte für die Bänder bestimmt worden ($\lambda = \mu\mu$):

Untersucher	Streifen	Streifen α	Streifen β	Sogenannter vierter Streifen	Streifen im Violett
Grabe 1892 (1%ige Lösung, defibriniertes Blut)	—	—	—	—	(415—405[1])
Formánek 1901 (Intensitätsmaxima, direkte Beobachtung)	Der Streifen im Rot verschwindet	Das Absorptionsspektrum des Oxyhämoglobins verstärkt sich		—	—
Lewin, Miethe und Stenger 1906 und 1907 (Intensitätsmaxima, Plattenausmessg.)	608	579	540	493	415

Ebenso wie Oxyhämoglobin erwies sich das Methämoglobin — in neutraler wie in alkalischer Lösung — durch Schwefelammonium, Stokessche Lösung oder andere Reduktionsmittel als reduktionsfähig.

5. Das Hämatin.

Die in eingetrocknetem Blut und in Blutlösungen, welche dem Einfluß von Licht und Luft ausgesetzt werden, eintretenden Veränderungen des Farbstoffes, wie sie in dem Abschnitt über Methämoglobin geschildert worden sind, führen schließlich zur Bildung von Hämatin, das je nach der Reaktion seiner Lösung ein verschiedenes spektrales Verhalten zeigt. Das gleiche Blutfarbstoffderivat erhält man, wenn man zu frischen Blutlösungen oder Oxyhämoglobinlösungen Säuren oder fixe Alkalien hinzusetzt, wodurch der Blutfarbstoff in das Hämatin und eine Eiweißverbindung gespalten wird.

Schon bei seinen ersten Untersuchungen über die spektralen Eigenschaften des Blutfarbstoffes konnte Hoppe-Seyler[2]) beobachten, daß in Blutlösungen, die mit Säuren oder Alkalien behandelt wurden, die Oxyhämoglobinstreifen verschwinden. Valentin[3]) fand sodann, daß nach dem Zusatz verschiedener Säuren zu Blutlösungen ein charakteristischer Streifen inmitten des

[1]) Dieser Wert steht im Gegensatz zu den Feststellungen von Lewin, Miethe und Stenger und deckt sich auch nicht mit der Lage des Streifens in den auf Tafel IV C 5 und VIII D 6 abgebildeten Photogrammen.

[2]) Hoppe-Seyler, Virchows Archiv f. pathol. Anat. 1862, Bd. 23, S. 448.

[3]) Valentin, Ein durch die verschiedensten Säuren darstellbares Absorptionsband in dem Spektrum des Blutfarbstoffes. Virchows Archiv f. pathol. Anat. 1863, Bd. 27, S. 215.

roten Spektralgebietes auftritt, der je nach den eingehaltenen Versuchsbedingungen an etwas verschiedener Stelle gelegen ist. Von Stokes wurden bald darauf noch weitere zum Spektrum des Hämatins in saurer Lösung gehörige Absorptionsbanden gefunden. Stokes konnte zeigen, daß eine mit wenig Essigsäure oder Weinsäure versetzte Blutlösung, die dadurch eine braunrote Farbe erhält, ein vierbandiges Spektrum aufweist, dessen einzelne Streifen jedoch nicht gleichzeitig mit hinreichender Deutlichkeit wahrgenommen werden können, sondern bei verschiedenen Konzentrationen beobachtet werden müssen, so daß das von ihm gezeichnete, in der Textabbildung 6, Nr. 3 wiedergegebene Spektrum aus den Untersuchungen an verschieden konzentrierten Lösungen zusammengesetzt ist. Zwei im Hellgrün gelegene Banden sind erst in Verdünnungen zu sehen, bei denen der von Valentin als charakteristisch erkannte Streifen im Rot undeutlich geworden ist. Ein schmales, schwaches Band etwa an der Stelle des α-Streifens vom Oxyhämoglobin wird dagegen erst bei einer Konzentration sichtbar, bei der Violett und Blau und zum Teil auch Grün absorbiert sind. Ein Spektrum, welches alle vier Banden erkennen ließ, erhielt Stokes, wenn er eine Blutlösung mit Äther und etwas Eisessig versetzte, wobei der Farbstoff in den sauren Äther überging. Hoppe-Seyler, der angibt, daß ihm die von Stokes geschilderten spektralen Verhältnisse des Hämatins zum größten Teil bereits bekannt waren[1]), erbrachte den Nachweis, daß das kristallisierte Hämatin in saurer Lösung das gleiche Spektrum besitzt wie eine saure Blutlösung[2]), für die er außer dem besonders hervortretenden Streifen im Rot drei Banden im Gelb, Grün und Blau (zwischen D und F) beschreibt, und bildete im Jahre 1865 den Streifen im Rot als charakteristisch für das saure Hämatin in der 2. Auflage seines Handbuches ab.

Über die Lage der Absorptionsstreifen des Hämatins in saurer Lösung wurden in der Folgezeit von den Autoren die verschiedensten unter sich widersprechenden Angaben gemacht.

So bilden Ziemke und Müller für eine mit Säure versetzte Oxyhämoglobinlösung ein vierbandiges Spektrum ab, bei dem die drei letzten Streifen erheblich näher beieinander liegen (zwischen D und E) als nach den Angaben von Hoppe-Seyler. Formánek beschreibt dagegen für eine saure Blutlösung ein Spektrum, das, abgesehen von dem Band im Rot, nur noch zwei und zwar im Gelb und Grün gelegene Streifen aufweist, merklich weiter nach dem violetten Ende zu gelegen als der Streifen des Oxyhämoglobins. Auch nach den Angaben von Lewin, Miethe und Stenger zeigen sauer gemachtes Blut und Oxyhämoglobin sowie Lösungen von reinem Hämatin (nach Nencki dargestellt) außer dem Streifen im Rot nur zwei Absorptionsbanden, die sich nach ihren Messungen an ungefähr gleicher Stelle wie die beiden Oxyhämoglobinstreifen befinden.

Die soeben geschilderten Absorptionserscheinungen im Gelb und Grün besitzen wegen der Schwierigkeit, sie deutlich zu erkennen, keine ausschlaggebende Bedeutung für das Spektrum des Hämatins in saurer Lösung; als charakteristisch ist vielmehr ausschließlich der Streifen im Rot anzusehen, dessen Lage ebenfalls ganz verschieden angegeben wird. Die Untersuchungen über diesen Streifen sind außerordentlich zahlreich und vorzugsweise an Blutlösungen angestellt, deren Farbstoff durch Zusatz von Säure künstlich in Hämatin umgewandelt wurde. Vermehrt wird die Schwierigkeit einer richtigen Deutung des Spektrums noch dadurch, daß auf Säurezusatz nicht stets die Bildung von Hämatin erfolgt, sondern daß sich nach Zusatz schwacher Säuren oder sehr geringer Mengen stärkerer Säuren Methämoglobin bildet (vergl. den vorhergehenden Abschnitt).

Die über den im Rot des Spektrums auftretenden Streifen des Hämatins veröffentlichten zahlreichen Arbeiten führten zu der Erkenntnis, daß seine Lage wesentlich abhängig ist von der Natur und der Menge der zur Umwandlung angewendeten Säure; und zwar liegt der Streifen umsomehr nach dem roten Ende des Spektrums zu, je stärker die Säure oder je größer der Säuregehalt der Lösung ist. Auch die Länge der Einwirkung der Säure ist von Einfluß, da das Band erst einige Zeit nach dem Zusatz der Säure seine endgültige Lage einnimmt. Endlich ist die Lage auch verschieden, je nachdem eine wässerige, eine alkoholische oder eine ätherische Hämatinlösung vorliegt. Alle diese Einflüsse lassen es erklärlich erscheinen, daß sich in der Literatur über den für das Hämatin typischen Streifen bisweilen in hohem Grade voneinander abweichende Angaben finden.

---

[1]) Hoppe-Seyler, Zentralbl. f. d. med. Wiss. 1864, Bd. 2, S. 817.

[2]) Derselbe, Med.-chem. Untersuchungen S. 527.

Das Spektrum des Hämatins in alkalischer Lösung ist von dem in saurer Lösung wesentlich verschieden. Seine Absorptionserscheinungen sind wenig intensiv und werden gleichfalls nicht immer einheitlich beschrieben. Die ersten Beobachtungen hierüber sind in den erwähnten Untersuchungen von Stokes enthalten. Beim Auswaschen der Säure aus der von ihm bereiteten Eisessig-Äther-Hämatinlösung fiel der Farbstoff aus, löste sich aber wieder auf Zusatz von Ammoniak oder Natriumkarbonat. Eine solche Lösung wies ein einzelnes unscharfes Band auf, dessen Mitte nach Stokes' Beschreibung, der er eine Abbildung nicht beigegeben hat, ungefähr bei D liegt. Dieses Band war nicht einheitlich, sondern setzte sich aus zwei undeutlich voneinander geschiedenen Teilen zusammen, die auf Zusatz von Alkohol oder mehr Alkali ungleich stark hervortraten. Hoppe-Seyler[1]) beobachtete in einer ammoniakalisch-wässerigen Lösung des reinen Hämatins einen einzigen breiten Streifen im Orange und Gelb, den er in Lösungen verschiedener Konzentration der Lage nach bestimmen konnte. Auch von späteren Untersuchern wird im allgemeinen als einzige Absorption eine breite, verwaschene, lichtschwache Bande an der von Stokes beschriebenen Stelle des Spektrums angegeben. Stokes' Ansicht von einem undeutlich geteilten Band findet ihre Erklärung darin, daß die Bande in wässerigen Lösungen vom Rot her als ein gleichmäßig grauer Schatten beginnt, der erst gegen sein dem Blau zugekehrtes Ende hin eine größere Intensität erlangt, so daß in manchen Konzentrationen der Eindruck der Zweiteilung erweckt wird. Nach den Untersuchungen Formáneks kommen einer mit konzentrierter Kalilauge versetzten und mit Wasser verdünnten Blutlösung zwei Absorptionsstreifen zu, von denen der eine mit der bisher beschriebenen Bande übereinstimmt, während der andere noch schwächere dicht vor der Linie E gelegen ist. Erst nachdem die Blutlösung fast bis zum Sieden erhitzt worden war, zeigte sich in der abgekühlten Lösung nur ein einziger Streifen, der mehr nach dem roten Ende des Spektrums zu gerückt war als das erwähnte erste Band. Lewin, Miethe und Stenger beschreiben in Lösungen von alkalischem Hämatin, die bei 35° mit Natronlauge aus verdünntem Blut oder Oxyhämoglobin bereitet wurden, außer dem typischen Band bei D noch zwei sehr zarte Absorptionsstreifen etwa in der Lage der Oxyhämoglobinstreifen. Photographische Belege hierzu geben die genannten Autoren nicht.

Nach den Versuchen Formáneks ist die alkalische Lösung des Hämatins vor der sauren dadurch ausgezeichnet, daß das einmal gebildete Absorptionsspektrum auch nach längerem Stehen seine Lage nicht ändert.

Aus den zahlreichen Messungen der Absorptionsbanden des Hämatins seien folgende hervorgehoben: Nach Ziemke und Müller liegen die vier Streifen einer sauren Lösung von kristallisiertem Oxyhämoglobin bei $\lambda = 644—634$, $583—579$, $569—553$ und $540—527$. Formánek bestimmte die Lage der von ihm in sauer gemachten Blutlösungen (verdünnte Mineralsäuren, Oxalsäure, Essigsäure, Weinsäure) beobachteten drei Banden bei den Wellenlängen $\lambda = 670—640$ (Maximum 654,2), 575—538 (Maximum 554,8) und 534—505 (Maximum 517,7). Bei den Messungen von Lewin, Miethe und Stenger lag das Intensitätsmaximum des Streifens im Rot einer mit Salzsäure angesäuerten Oxyhämoglobinlösung bei $\lambda = 659$; das Maximum der beiden außer diesem Rotstreifen von den genannten Autoren für das Hämatin angegebenen Banden wurde von ihnen in einer mit Salzsäure versetzten Blutlösung bei $\lambda = 578$ und $\lambda = 535$ festgestellt. Reines Hämatin (nach Nencki dargestellt) wies in salzsaurer alkoholischer Lösung nach ihren Untersuchungen das Intensitätsmaximum des Streifens im Rot an wesentlich anderer Stelle auf als die mit Salzsäure angesäuerte Oxyhämoglobinlösung und zwar bei $\lambda = 632$. In salzsaurer Acetonlösung wurde für das reine Hämatin als Lage der größten Intensität der drei Streifen $\lambda = 630$, 540 und 502 bestimmt.

Das von Ziemke und Müller bei einer alkalischen Lösung des Hämatins (alkalisierte Oxyhämoglobinlösung) gesehene Band erstreckte sich nach ihrer Beobachtung von $\lambda = 611$ bis $\lambda = 582$. Bei den Messungen von Formánek lagen die Absorptionsbanden einer mit Alkalien (z. B. konzentrierter Kalilauge) versetzten wässerigen Blutlösung bei $\lambda = 595—571$ (Maximum 582) und bei $\lambda = 560—533$ (Maximum 546,5). Dieselbe Lösung zeigte, wie bereits erwähnt, nach dem Erwärmen fast bis zum Sieden nur einen Streifen, dessen größte Intensität bei $\lambda = 580,7$ lag. Die Absorptionsbande einer mit Kalilauge erhitzten und mit Äthylalkohol verdünnten Blutlösung erstreckte sich nach seiner Messung von $\lambda = 619$ bis $\lambda = 565$ (Maximum 602—597,4). Lewin,

[1]) Hoppe-Seyler, Zentralbl. f. d. med. Wiss. 1864, Bd. 2, S. 836.

Miethe und Stenger fanden als Werte für die Intensitätsmaxima der Absorptionserscheinungen einer Lösung von reinem Hämatin (nach Nencki dargestellt) in alkalischem Wasser λ = 616, 568 und 540, in Acetonlösung λ = 580, 560 und 524.

Was die Frage anlangt, ob auch dem Hämatin ein Streifen im Violett zukommt, so gibt Grabe an, daß sich auf den Spektrophotogrammen von einer sauren Lösung des Hämatins jenseits H eine sehr schwache Verdunkelung bemerkbar macht, die sich etwa von H bis zur Cadmiumlinie 12 erstreckt. Die alkalische Lösung des Hämatins zeigt nach seiner Beobachtung ein, wenn auch stark verwaschenes Band, dessen Grenzen sich bei einer 10%igen Lösung (1 mm Schichtdicke) ungefähr zwischen λ = 432 und λ = 348 bestimmen lassen, während bei einer 5%igen Lösung (1 mm Schichtdicke) nur noch eine Verdunkelung zwischen λ = 425 und λ = 358 vorhanden ist. Im Gegensatz dazu ist eine sich aus dem Anfang der einseitigen Absorption im Violett heraushebende Bande weder von Gamgee, der nur das alkalische Hämatin untersuchte, noch von Lewin, Miethe und Stenger in sauren oder in alkalischen Lösungen beobachtet worden. Diese drei Autoren fanden in der großen Zahl der von ihnen unter den verschiedensten Bedingungen hergestellten Hämatinlösungen, wie immer auch die Konzentration der Lösung und die Expositionszeit von ihnen verändert werden mochte, stets eine bei einer bestimmten Wellenlänge erscheinende einseitige Absorption, die in einer angesäuerten Blutlösung bei λ = 390 und in einer Lösung des reinen Nenckischen Hämatins in Aceton bei λ = 402 begann. In einer alkalischen Hämatinlösung aus Blut sowie in einer wässerigen alkalischen Lösung des reinen Hämatins setzte die einseitige Absorption bei λ = 428 ein und in einer alkalischen Acetonlösungdes reinen Hämatins bei λ = 380.

6. Das Hämochromogen[1]).

Dieses Blutfarbstoffderivat, das aus dem Hämatin durch Zusatz alkalischer Reduktionsmittel hervorgeht, besitzt ein zweibandiges Spektrum, das in seinem Aussehen eine gewisse Ähnlichkeit mit dem des Oxyhämoglobins hat. Stokes, der bei seiner erwähnten Untersuchung als erster die spektralen Eigenschaften des Hämochromogens beschrieben hat (Textabbildung 6, Spektrum Nr. 4), fand das Spektrum, als er eine alkalische Hämatinlösung mit der nach ihm benannten Reduktionsflüssigkeit oder mit Schwefelammonium versetzte. Als charakteristisch für das Hämochromogen erkannte er, daß das breite, unscharfe Band des Hämatins in alkalischer Lösung verschwindet und daß dafür zwei sehr deutliche Absorptionsbanden in der Gegend der Oxyhämoglobinstreifen auftreten. Aus seiner Schilderung und der beigefügten Zeichnung ergibt sich, daß die beiden Streifen von denen des Oxyhämoglobins jedoch dadurch gut zu unterscheiden sind, daß sie merklich weiter nach dem violetten Ende des Spektrums zu liegen. Der erste besonders dunkle Streifen ist beiderseits scharf begrenzt, während dies für den zweiten hinsichtlich seines nach dem Violett zugekehrten Randes nicht zutrifft. In stärker verdünnten Lösungen ist der erste Streifen bereits als intensiv dunkle Bande vorhanden, wenn der zweite erst schwach angedeutet erscheint. Die Farbe einer Hämochromogenlösung ist in dicker Schicht purpurrot, in dünnerer olivengrün. Auch in sauren Lösungen von Hämatin erhält man Hämochromogen, wenn man eine größere Menge des Reduktionsmittels hinzusetzt. Eine Abbildung des Hämochromogenspektrums hat außerdem auch Sorby gegeben, die in Textabbildung 7 Nr. 8 abgedruckt ist. Später hat dann Hoppe-Seyler[2]) dieses Blutfarbstoffderivat direkt aus Oxyhämoglobinlösungen bei Abschluß von Sauerstoff dargestellt.

Die Einfachheit und Deutlichkeit des Spektrums des Hämochromogens hat größere Abweichungen in der Beschreibung nicht aufkommen lassen. Dagegen ist als bemerkenswert noch die von Formánek entdeckte Tatsache hervorzuheben, daß dieses Spektrum erst nach einer gewissen Zeit eine konstante Lage einnimmt. Er konnte mit dem Spektroskop beobachten, wie die Absorptionsstreifen einer frisch bereiteten Lösung im Verlaufe mehrerer Stunden um einige μμ nach dem violetten Ende zu rücken.

Im violetten Teil des Spektrums ist für das Hämochromogen ein charakteristischer Absorptionsstreifen von Gamgee, Mirto und von Lewin, Miethe und Stenger aufgefunden und photographiert worden[3]). Während aber bei Gamgee und Mirto diese Absorptionserscheinung

[1]) Hämochromogen Hoppe-Seylers, reduziertes Hämatin Stokes'.

[2]) Hoppe-Seyler, Mediz.-chem. Untersuchungen, S. 544.

[3]) Auch von Grabe ist eine photographische Aufnahme dieses Streifens ausgeführt worden. Da er aber seine Hämochromogenlösung „durch Mischen eines Volumens verdünnter Blutlösung mit je einem Volumen

sich als ein auf beiden Seiten gut begrenzter deutlicher Streifen darstellt, gibt die Abbildung der genannten drei Forscher eine Absorption wieder, die bei etwa $\lambda = 420\ \mu\mu$ beginnt und sich bis etwa 380 $\mu\mu$ erstreckt, wo sie durch die Reproduktion abgeschnitten wird.

Die Lage der dem Hämochromogen zukommenden Absorptionsbanden, deren Messungen ebenso wie die Beschreibungen des Spektrums in der Literatur gut übereinstimmen, ist folgende ($\lambda = \mu\mu$):

Untersucher	1. Streifen	2. Streifen	Streifen im Violett
Gamgee 1896 (Blutlösung)	—	—	420
Formánek 1901 (Absorptionsmaxima, direkte Beobachtung)	559,1 (beim Stehen der Lösung auf 554,7 zurückgehend)	529,2 (beim Stehen der Lösung auf 525,8 zurückgehend)	—
Lewin, Miethe und Stenger, 1906 u. 1907 (Absorptionsmaxima, Plattenausmessung)	556[1]) 558[2])	530 526	411 385

Von hervorragender Bedeutung ist die Erzeugung von Hämochromogen in Blutlösungen mit seinem so unverkennbaren, charakteristischen Spektrum für die gerichtliche Medizin. Wenn bei der Untersuchung älterer durch Hitze, atmosphärische Einflüsse oder Fäulnis veränderter Blutflecken, die mit den zu diesem Zwecke angegebenen verschiedenartigsten, sauren oder alkalischen Lösungsmitteln ausgezogen werden, es oftmals nicht gelingt, Lösungen mit einem deutlichen Hämatinspektrum zu erhalten, oder wenn in schwachen Auszügen überhaupt keine Absorptionsbanden sichtbar sind, so ist es in den meisten Fällen doch noch möglich, durch Zusatz eines alkalischen Reduktionsmittels zu der Lösung das Hämochromogenspektrum zu erzeugen. Daß selbst Farbstoffe, die in den Auszug von blutverdächtigem Material aus Kleidungsstücken oder anderen Gegenständen übergehen können, in der Regel die Umwandlung nicht störend beeinflussen, macht dieses Nachweisverfahren besonders wertvoll[3]).

7. Das Hämatoporphyrin.

Das Hämatoporphyrin, ein eisenfreies Spaltungsprodukt des Blutfarbstoffes, hat ein besonderes Interesse dadurch gewonnen, daß man aus seinem spektralen Verhalten zuerst auf die Verwandtschaft des Blutfarbstoffes mit den Harn- und Gallenfarbstoffen und mit dem Chlorophyll hingelenkt wurde. Auf die außerordentliche Ähnlichkeit des sichtbaren Hämatoporphyrinspektrums mit dem des entsprechenden Abbauproduktes vom Chlorophyll, des Phylloporphyrins, haben E. Schunck und Marchlewski[4]) hingewiesen und sie durch zeichnerische Darstellungen belegt. Mit Hilfe photographischer Aufnahmen hat dann später Tschirch[5]), der das Phylloporphyrin (Phyllopurpurinsäure) zuerst dargestellt und inbezug auf sein spektrales Verhalten beschrieben hat, erneut Untersuchungen über die in allen wesentlichen Punkten zwischen diesen Spektren herrschende Übereinstimmung angestellt und sie dahin ergänzen können, daß beide Farbstoffe auch im Violett eine Absorptionserscheinung an gleicher Stelle zeigen. Auch in klinischer Hinsicht hat das Hämatoporphyrin eine gewisse Bedeutung, insofern es in Spuren im normalen Harn vorkommen soll und in reichlicher Menge nach längerem Genuß von Sulfonal darin auftritt.

Cyankaliumlösung und farblosem Schwefelammonium" hergestellt hat, so können seine Beobachtungen hier nicht mit herangezogen werden. Der Streifen lag bei einer solchen Lösung in $^1/_2\,^0/_0$iger Verdünnung und bei 1 mm Schichtdicke von $\lambda = 430$ bis $\lambda = 418$.

1) Aus Blut nach Umwandlung in eine Hämatinlösung hergestellt.

2) Aus reinem Hämatin (Nencki) hergestellt.

3) A. Schmidtmann, Handbuch der gerichtlichen Medizin, a. a. O. S. 770.

4) E. Schunck und Marchlewski, Contributions to the chemistry of chlorophyll. Nr. VII. Phylloporphyrin and Haematoporphyrin: a comparison. Proceed. Royal Society London 1895—96, Bd. 59, S. 233.

5) A. Tschirch, a. a. O. (S. 22).

Ferner findet es sich in den Tegumenten verschiedener Würmer, so insbesondere in dem dunkelpurpurroten Streifen an der Rückenfläche des Regenwurmes und in den Tegumenten einiger Seesterne[1]). Für den gerichtsärztlichen Blutnachweis[2]) ist das Hämatoporphyrin dadurch von Wichtigkeit, daß sein Spektrum auch noch aus verkohltem Blut gewonnen werden kann.

Das Hämatoporphyrin, das aus Hämatin oder Blut durch Behandeln mit konzentrierter Schwefelsäure, wobei sich Eisen abspaltet, erhalten wird, wurde bereits im Jahre 1846 von Mulder und van Goudoever dargestellt. Seine spektralen, in saurer und alkalischer Lösung wesentlich voneinander verschiedenen Eigenschaften sind wiederum zuerst (1864) von Hoppe-Seyler[3]), der diesem Blutfarbstoffderivat später auch den Namen gab[4]), erkannt und beschrieben worden.

Eine Lösung von Hämatin in konzentrierter Schwefelsäure zeigte nach seinen Beobachtungen, wenn die Konzentration des Blutfarbstoffes durch weiteren Zusatz von Schwefelsäure vermindert wurde, einen sehr dunklen, gut begrenzten Absorptionsstreifen ungefähr in der Mitte zwischen D und E, vor dem das Spektrum „sehr dunkel" schattiert ist, und einen weiteren schmalen Streifen zwischen C und D, nahe an D. Hoppe-Seyler spricht nur von zwei Streifen, indem er die dem Streifen im Gelbgrün vorgelagerte Absorption, die sich bei verschiedenen Konzentrationen ähnlich dem Vorschlagschatten des Methämoglobins in alkalischer Lösung verhält, nicht als einen besonderen Streifen bezeichnet, was von den späteren Autoren, die das Spektrum als dreibandiges beschreiben, geschehen ist. A. Schulz[5]) hat den Nachweis geführt, daß dieser Schatten seiner Entstehung nach als selbständiges Band angesehen werden muß.

Für die wässerige alkalische Lösung des Hämatoporphyrins stellte Hoppe-Seyler[6]) als charakteristisch vier vom Orange bis zum Blau verteilte Absorptionsstreifen fest, die selbst bei großer Verdünnung der Flüssigkeit deutlich zu erkennen sind. Ein schwacher Streifen liegt ungefähr in der Mitte von C und D, ein gleichfalls schwacher zwischen D und E, ein stärkerer ebendort, aber näher an E und sehr gut vom anderen getrennt, und das vierte Band, das am dunkelsten erscheint, nimmt von b an etwa $^4/_5$ des Raumes zwischen b und F ein.

Wenn auch das Spektrum des Hämatoporphyrins sowohl in saurer als in alkalischer Lösung außerordentlich charakteristisch in die Erscheinung tritt, so ist doch die Lage der einzelnen Streifen sehr variabel, mehr noch als es beim Hämatin der Fall ist. Abgesehen von dem verschiedenen spektralen Verhalten in den verschiedenen Lösungsmitteln werden Abweichungen auch durch die Herstellung des Hämatoporphyrins, die auf sehr verschiedene Weise erfolgen kann, bedingt, so daß Beschreibungen und die Resultate der Messungen bei den einzelnen Autoren bisweilen stark auseinandergehen. Während aber bei den sauren Lösungen anscheinend stets die gleiche Zahl der Banden unter Berücksichtigung des oben darüber Gesagten gesehen worden ist, wird bei den alkalischen häufig noch ein weiteres fünftes Band beschrieben.

Von Formánek[7]) wird angegeben, daß die Lage der Absorptionsstreifen des Hämatoporphyrins abhängig ist „von der Temperatur, bei der es bereitet wurde, von dem verwendeten Material (frisches Blut, präpariertes Hämoglobin, altes Blut), sowie von der Zeitdauer, während welcher die Schwefelsäure eingewirkt hat", und daß das Absorptionsspektrum als Ganzes innerhalb bestimmter Grenzen umsomehr nach dem Rot verschoben ist, je höher das Blut durch die Schwefelsäure erwärmt wurde. Hinsichtlich der Variabilität des Hämatoporphyrinspektrums muß ferner hingewiesen werden auf die interessanten eingehenden Untersuchungen von A. Schulz,

---

[1]) Mac Munn, On the presence of haematoporphyrin in the integument of certain invertebrates. Journal of physiology 1886, Bd. 7, S. 240. O. v. Fürth, Vergleichende chemische Physiologie der niederen Tiere. Jena 1903, S. 552.

[2]) J. Kratter, Über den Wert des Hämatoporphyrinspektrums für den forensischen Blutnachweis. Vierteljahrsschr. f. ger. Med. 1892, 3. Folge Bd. 4, S. 62. C. Ipsen, Ein Beitrag zum spektralen Blutnachweis. Ebenda 1898. 3. Folge Bd. 15, S. 111.

[3]) Hoppe-Seyler, Zentralbl. f. d. med. Wissensch. 1864, Bd. 2, S. 836.

[4]) Hoppe-Seyler, Medizinisch-chemische Untersuchungen S. 533.

[5]) A. Schulz, Das spektrale Verhalten des Hämatoporphyrins. Archiv f. (Anat. u.) Physiologie 1904, Suppl.-Bd. S. 271.

[6]) Hoppe-Seyler, Virchows Archiv f. path. Anat. 1864, Bd. 29, S. 235 sowie Zentralblatt f. d. med. Wissensch. 1864, Bd. 2, S. 836 und Medizinisch-chemische Untersuchungen S. 530.

[7]) Formánek a. a. O. S. 513.

die insbesondere über den Einfluß der Lösungsmittel wichtige Aufschlüsse brachten. Dieser Autor konnte zeigen, daß zwischen der Reaktion der Lösung und dem Spektrum nicht immer feste Beziehungen bestehen, da das sogenannte „alkalische Spektrum“ des Hämatoporphyrins in Abhängigkeit von dem gewählten Lösungsmittel auch in neutraler und saurer Lösung auftreten kann, so daß für die Beurteilung des Spektrums immer die gleichzeitige Angabe des betreffenden Lösungsmittels erforderlich ist.

Nach den mit photographischen Aufnahmen belegten Untersuchungen von Grabe, Gamgee, Tschirch, Schunck[1]), Mirto und von Lewin, Miethe und Stenger ist auch bei dem (eisenfreien) Hämatoporphyrin ein abgegrenzter Streifen im Violett vorhanden. Letztere Autoren stellten eine entsprechende Absorptionsbande desgleichen im Spektrum des salzsauren Hämatoporphyrins (nach Nencki und Sieber dargestellt) fest, fanden aber, daß die Lage dieser Bande in saurer und alkalischer Lösung verschieden war, während die Reaktion der Lösung auf die Lage der im Violett beobachteten Bande des aus Blut mit konzentrierter Schwefelsäure hergestellten Hämatoporphyrins keinen Einfluß erkennen ließ. Nach Schuncks Beobachtung liegt die Bande des salzsauren Hämatoporphyrins mehr nach dem roten Ende zu als bei dem Hämatoporphyrin.

Von den zahlreichen Messungen der Absorptionsbanden des Hämatoporphyrinspektrums seien nur folgende hervorgehoben, deren Abweichungen voneinander sich durch die eingehaltenen verschiedenen Versuchsbedingungen erklären:

Ia. Hämatoporphyrin in saurer Lösung ($\lambda = \mu\mu$).

Untersucher	Lage der Streifen im sichtbaren Teil des Spektrums	Streifen im Violett
Formánek 1901 (aus Blut hergestellt, Absorptionsmaxima, direkte Beobachtung)	1. Maximum zwischen 604,5 und 599, 2. Maximum zwischen 558 und 553	
Lewin, Miethe und Stenger 1906 und 1907 (aus Blut hergestellt, Absorptionsmaxima, Plattenausmessung)	598 575 553	404

Ib. Salzsaures Hämatoporphyrin in salzsaurer Lösung ($\lambda = \mu\mu$).

Untersucher	Lage der Streifen im sichtbaren Teil des Spektrums	Streifen im Violett
Lewin, Miethe und Stenger 1906 und 1907 (nach Nencki und Sieber dargestellt, Absorptionsmaxima, Plattenausmessung)	593 571 550 540 520 510	403

II. Salzsaures Hämatoporphyrin in alkoholischer (neutraler) Lösung ($\lambda = \mu\mu$).

Untersucher	Lage der Streifen im sichtbaren Teil des Spektrums	Streifen im Violett
A. Schulz 1904[2]) (nach Nencki und Zaleski dargestellt)	625—617 605—599 584—555 543—525 514—486	

[1]) C. A. Schunck, A photographic investigation of the absorption spectra of Chlorophyll and its derivatives in the violet and ultraviolet region of the spectrum. Proceed. Royal Society London 1898, Bd. 63, S. 389.

[2]) A. Schulz, a. a. O. Tafel VII, 1.

IIIa. Hämatoporphyrin in alkalischer Lösung ($\lambda = \mu\mu$).

Untersucher	Lage der Streifen im sichtbaren Teil des Spektrums	Streifen im Violett
Formánek 1901 (aus Blut hergestellt, Absorptionsmaxima, direkte Beobachtung)	Maximum zwischen: 626 u. 620,5, 577 u. 570,5, 544,5 u. 538, 511 u. 505	
Lewin, Miethe und Stenger 1906 u. 1907 (aus Blut hergestellt, Absorptionsmaxima, Plattenausmessung)	624 574 544 509	404

III b. Salzsaures Hämatoporphyrin (Nencki und Sieber) in alkalischer Lösung ($\lambda = \mu\mu$).

Untersucher	Lage der Streifen im sichtbaren Teil des Spektrums	Streifen im Violett
Lewin, Miethe und Stenger 1906 und 1907 (Absorptionsmaxima, Plattenausmessung)	614 563 535 501 461	388

8. Die Cyanverbindungen des Blutfarbstoffes (Cyanhämoglobin, Cyanhämatin, Cyanhämochromogen).

Während Blausäure die spektralen Eigenschaften einer normalen Blutlösung unter den gewöhnlichen Bedingungen unverändert läßt, was Bider durch seine photographischen Aufnahmen bestätigen konnte, und ebenso auch das Blut mit Blausäure vergifteter Tiere kein abweichendes Spektrum zeigt, wie schon von Hoppe-Seyler[1]) und neuerdings mit Hilfe der Spektrophotographie von Lewin[2]) nachgewiesen wurde, nimmt eine braune Methämoglobinlösung auf Zusatz von Blausäure eine rote Farbe an und zeigt nach der zuerst von Kobert[3]) gegebenen Beschreibung einen charakteristischen breiten Streifen im Gelbgrün ganz ähnlich dem des Hämoglobins, der aber beim Schütteln mit Luft und selbst beim Durchleiten von Sauerstoff nicht verschwindet. Inbezug auf das spektroskopische Bild dieses Blutfarbstoffes bestehen unter den Autoren keine Meinungsverschiedenheiten, jedoch wurde er von den einen als Cyanmethämoglobin, von den anderen als Cyanhämoglobin bezeichnet, bis durch neuere Untersuchungen festgestellt wurde, daß dieses Derivat ein Cyanhämoglobin ist[4]). Ziemke und Müller geben für die Lage des Absorptionsstreifens dieses Stoffes $\lambda = 579—520$ an, während sich das Hämoglobinband einer vergleichbaren Lösung von $\lambda = 596$ bis $\lambda = 543$ erstreckt.

Von Lewin[5]) wird angegeben, daß das Cyanhämoglobinspektrum auch unmittelbar aus normalem Blut erhalten werden kann und zwar bei Zusatz großer Mengen Blausäure in starker Konzentration (40%) oder bei längerer Berührung mit der Blausäure oder schließlich bei Anwendung kleinerer Mengen bei höherer Temperatur. Das Maximum der Auslöschung der Cyanhämoglobinbande fand er bei $\lambda = 550$ bezw. 552, gegenüber der des Hämoglobins um 7 $\mu\mu$ weiter nach dem violetten Ende verschoben. Schon früher hatte Bider beobachtet, daß im Spektrum einer mit Cyanwasserstoffdampf behandelten Blutlösung, wenn man sie einige Zeit stehen läßt oder einige Augenblicke auf 40° erwärmt, an Stelle der Oxyhämaglobinbänder ein breiter undeutlich begrenzter Absorptionsstreifen erscheint, der sich von $\lambda = 586$ bis $\lambda = 526$ erstreckt („Cyanwasserstoffsauerstoffhämoglobin").

---

1) Hoppe-Seyler, Medizinisch-chemische Untersuchungen S. 206.

2) L. Lewin, Spektrophotographische Untersuchungen über die Einwirkung von Blausäure auf Blut. Archiv f. exper. Path. u. Pharmakol. Suppl.-Bd. 1908. Festschr. f. Schmiedeberg. S. 337.

3) R. Kobert, Beiträge zur Kenntnis des Methämoglobins. Pflügers Archiv f. d. gesamte Physiol. 1900, Bd. 82, S. 605 und: Über Cyanmethämoglobin und den Nachweis von Blausäure. Stuttgart 1891.

4) R. v. Zeynek, Über kristallisiertes Cyanhämoglobin. Zeitschr. f. phys. Chemie 1901, Bd. 33, S. 426 und R. Kobert, Lehrbuch der Intoxikationen. Bd. 2, 1906, S. 844.

5) L. Lewin a. a. O.

Ein Band von ähnlicher Beschaffenheit wie das des Cyanhämoglobins hatte Hoppe-Seyler[1]) beobachtet, als er zu einer Lösung von Hämatin in Alkali Cyankaliumlösung hinzufügte. Der Streifen, den das neuentstandene, von Hoppe-Seyler als Cyanhämatin[2]) bezeichnete Blutfarbstoffderivat aufwies, befand sich zwischen D und E, näher an D, und verschwand bereits, während die Lösung noch eine stark braune Farbe zeigte. In der Folge erhob sich in der Literatur ein langwieriger Streit darüber, ob diese beiden Verbindungen, die im Spektrum an fast gleicher Stelle eine Absorptionsbande zeigen, tatsächlich verschiedene Cyanderivate des Blutfarbstoffes darstellen. So beschreibt insbesondere Lewin in der vorerwähnten Arbeit, daß eine 40%ige Blausäurelösung in sauren und alkalischen Lösungen von chemisch reinem Hämatin (Nencki, Küster) einen verwaschenen Absorptionsstreifen mit dem Intensitätsmaximum $\lambda = 552\ \mu\mu$ erzeugt d. h. also an gleicher Stelle, bei der der Streifen des durch Zusatz großer Blausäuremengen zu Blutlösungen gewonnenen Spektrums von ihm gefunden wurde. Ferner weist er darauf hin, daß dieser Streifen sowohl bei den mit Blausäure versetzten Lösungen von reinem Hämatin als auch bei stark blausäurehaltigen Blutlösungen auf Zusatz von Schwefelammonium verschwindet, während zwei andere Streifen bei $\lambda = 574$ und $\lambda = 540$, also annähernd in gleicher Lage wie die Oxyhämoglobinbänder, erscheinen. Auf Grund seiner Versuche kommt Lewin zu dem Schluß, daß es nach seinen Messungen ein Cyanhämatin ebensowenig gibt wie ein Cyanmethämoglobin; beide so genannten Produkte seien in ihrem spektralen Verhalten mit dem Cyanhämoglobin übereinstimmend.

Auch ist gegen die Existenz eines Cyanhämatins der Einwand erhoben worden, daß sein Spektrum mit dem des alkalischen Hämatins übereinstimme. Ziemke und Müller[3]), die auf Grund der Ergebnisse ihrer spektroskopischen Untersuchungen dafür eintreten, daß das Cyanhämatin sowohl von dem aus Methämoglobin hergestellten Cyanderivat als vom alkalischen Hämatin verschieden ist, fanden die Lage der Bande in einer Lösung bestimmter Konzentration bei $\lambda = 578—527$. Die Lage unterscheidet sich also von der des Cyanhämoglobinstreifens nur um wenige $\mu\mu$, um welche der letztere sich mehr nach dem Blau zu erstreckt.

Durch Reduktion des Cyanhämatins mit Schwefelammonium oder Stokesscher Lösung erfährt das Spektrum eine ähnliche Veränderung wie das des Hämatins, indem sich ein Blutfarbstoffderivat mit fast den gleichen spektralen Eigenschaften wie das Hämochromogen bildet. Ziemke und Müller nannten diesen Farbstoff Cyanhämochromogen und stellten zuerst die spektralen Unterscheidungsmerkmale im sichtbaren Spektrum gegenüber dem Hämochromogen fest. Nach ihrer Beobachtung besitzt das Cyanhämochromogen zwei wohl charakterisierte Streifen zwischen D und E, die scharf begrenzt und gegenüber dem Hämochromogen gleich stark sind, näher aneinander liegen und außerdem im Ganzen mehr nach dem Rot hin verschoben sind. Im untersuchten Fall erstreckten sie sich von $\lambda = 577$ bis $\lambda = 562$ und von $\lambda = 548$ bis $\lambda = 532$. Die Verschiebung nach dem roten Ende des Spektrums konnten die genannten Autoren beim Zusatz von Cyankalium zu einer Lösung von Hämochromogen mit dem Spektroskop deutlich verfolgen.

Über Beschreibungen oder Abbildungen von Absorptionserscheinungen der genannten Cyanverbindungen des Blutfarbstoffes im violetten Teil des Spektrums ist in der Literatur bisher wenig bekannt geworden. Grabe bringt die photographische Abbildung eines solchen Streifens von dem von ihm noch als Cyanmethämoglobin bezeichneten Derivat und gibt an, daß seine Lage in 1%iger Lösung und 1 mm Schichtdicke durch $\lambda = 430$ und $\lambda = 410$ begrenzt ist, wobei er hinzufügt, daß der entsprechende Streifen einer Methämoglobinlösung nach Zusatz von Blausäure eine Verschiebung nach dem Rot hin erfährt. Lewin hat in seiner nach Abschluß unserer Versuche erschienenen Arbeit das Spektrum von verdünnten Blutlösungen, in die er Cyanwasserstoffgas einleitete oder die er mit Blausäurelösung versetzte, photographiert. Diese Lösungen, die vorher bei stärkerer Konzentration ein sichtbares Spektrum von gleicher Beschaffenheit wie das einer normalen Blutlösung gezeigt hatten, wiesen nach seinen Ausmessungen auf den photographischen Platten einen Streifen bei $\lambda = 415$ bezw. 417 und 418 $\mu\mu$ auf, also an der Stelle des entsprechenden Oxyhämoglobinstreifens.

---

[1]) Hoppe-Seyler, Zentralblatt für die medizinischen Wissenschaften 1864, Bd. 2, S. 836.

[2]) Derselbe, Handbuch der physiologisch-chemischen Analyse 1865. S. 167

[3]) Ziemke und Müller a. a. O. S. 181.

9. Das Sulfhämoglobin.

Das Sulfhämoglobin, ein Blutfarbstoffderivat, das bei der Leichenfäulnis die grünliche Verfärbung der Haut, besonders an der Bauchwand, hervorruft, entsteht durch Einwirkung des bei der Fäulnis sich bildenden Schwefelwasserstoffs und läßt sich experimentell durch Einleiten von Schwefelwasserstoff in eine Blutlösung erzeugen. Es ist ausgezeichnet durch einen Streifen im Orange.

Schon bei seinen ersten Untersuchungen über den Blutfarbstoff war Hoppe-Seyler[1]) auf diesen Streifen im Orange, der sich nach dem Behandeln einer Blutlösung mit Schwefelwasserstoff neben den beiden Oxyhämoglobinbanden zeigte, aufmerksam geworden. In späteren Untersuchungen[2]) weist er darauf hin, daß der bei solchen eigentümlich schmutzig-grünlichen, in dicken Schichten schmutzig-rot gefärbten Blutlösungen im Orange auftretende Streifen beim Verdünnen mit Wasser früher verschwindet als die gleichzeitig vorhandenen Oxyhämoglobinbanden und daß dieses Spektrum leicht von denen des Hämatins und des Methämoglobins unterschieden werden könne, trotzdem alle drei Blutfarbstoffderivate den charakteristischen Absorptionsstreifen in dem verhältnismäßig schmalen sichtbaren Rotorange des Spektrums aufweisen.

Die Sulfhämoglobinbande ist für spektroskopische Blutuntersuchungen von Bedeutung, weil sie immer auftritt, wenn als Reduktionsmittel für Blutlösungen Schwefelammonium benutzt wird. Diese Tatsache erwähnt zuerst Stokes gelegentlich der Darstellung des Hämoglobins durch Reduktion einer Blutlösung mittels Schwefelammoniums. Die Bezeichnung Sulfhämoglobin ist diesem Blutfarbstoffderivat von Ray Lankester[3]) beigelegt worden.

Der das Spektrum des Sulfhämoglobins, das übrigens bisher als reiner Stoff nicht erhalten werden konnte, kennzeichnende Streifen im Orange ist zwischen den Linien C und D, noch näher an D als der Methämoglobinstreifen, gelegen. Außerdem zeigen sich noch die beiden Streifen des Oxyhämoglobins und zwar je nach Dauer und Stärke der Einwirkung des Schwefelwasserstoffgases auf das Blut verschieden stark. Nach der Messung Biders liegt der Streifen zwischen $\lambda = 632$ und $\lambda = 620$. Formánek bestimmte sein Absorptionsmaximum bei $\lambda = 619{,}8$, während von Lewin, Miethe und Stenger auf Grund ihrer gleichfalls an Blutlösungen, die durch das Einleiten von Schwefelwasserstoff mißfarben geworden waren, ausgeführten Intensitätsmessungen $\lambda = 623$ angegeben wird. Der Streifen im Violett (mit Schwefelwasserstoff behandelte 1 %ige Blutlösung, 1 mm Schichtdicke) erstreckt sich nach den Bestimmungen von Grabe von $\lambda = 427$ bis $\lambda = 415$; sein Absorptionsmaximum wurde von vorgenannten drei Forschern bei $\lambda = 423$ gefunden.

10. Das Stickoxydhämoglobin.

Die spektralen Eigenschaften des Stickoxydhämoglobins sind zuerst von Hermann[4]) beschrieben worden. Hermann sah, als er in einer Blutlösung nach Austreibung des Sauerstoffes mittels Wasserstoffs unter Fernhaltung von Sauerstoff Stickoxyd einleitete, wobei die Lösung eine hellkarmoisinrote Farbe annahm, daß die Hämoglobinbande verschwand und daß wie beim sauerstoffhaltigen Blut zwei Absorptionsstreifen an der Stelle der Oxyhämoglobinbänder auftraten. Diese Streifen waren aber viel weniger intensiv als die Oxyhämoglobinstreifen. Wurde das Stickoxydhämoglobin in entsprechender Weise aus einer Kohlenoxydhämoglobinlösung hergestellt, so unterschied sich das Spektrum von dem des Kohlenoxydhämoglobins dadurch, daß der erste Streifen etwa in die Lage des α-Streifens vom Oxydhämoglobin rückte.

Erst 1901 wurde von Haldane[5]) auch ein Unterschied in der Lage des ersten der beiden nach Streifen, der gegenüber dem ersten Oxyhämoglobinstreifen sich deutlich über die D-Linie hinaus dem Rot zu erstreckt, aufgefunden. Im Gegensatz zu dem Verhalten von Lösungen von Oxyhämoglobin und Kohlenoxydhämoglobin werden auf Zusatz von Kaliumferricyanid und nach Ansäuern mit Essig-

---

[1]) Hoppe-Seyler, Virchows Archiv f. path. Anat. 1862, Bd. 23, S. 146.

[2]) Derselbe, Einwirkung des Schwefelwasserstoffgases auf das Blut. Zentralbl. f. d. med. Wissensch. 1863, S. 433. — Derselbe, Über die Einwirkung des Schwefelwasserstoffes auf den Blutfarbstoff. Medizinisch-chemische Untersuchungen. 1866—71, S. 151.

[3]) Ray Lankester, Journal of anatomy and physiology. 1874, Bd. 4, S. 119.

[4]) L. Hermann, Über die Wirkungen des Stickoxydgases auf das Blut. Archiv für (Anatomie u.) Physiol. 1865, S. 469.

[5]) J. Haldane, The red colour of salted meat. Journal of hygiene. 1901, Bd. 1, S. 115.

säure Stickoxydhämoglobinlösungen nur allmählich in Methämoglobin umgewandelt, so daß die beiden Banden noch längere Zeit neben dem neu auftretenden Streifen des Methämoglobins im Orange sichtbar bleiben. Von Hermann war schon die Beobachtung gemacht worden, daß Reduktionsmittel das Stickoxydhämoglobin ebensowenig verändern wie das Kohlenoxydhämoglobin.

Das anfänglich nur ein theoretisches Interesse bietende Stickoxydhämoglobin gewann eine praktische Bedeutung dadurch, daß Haldane feststellte, daß ein wässeriger Auszug aus gepökeltem Fleisch mit frischroter Farbe die gleichen spektralen Absorptionserscheinungen aufweist.

Mit kaltem oder heißem neutralem Alkohol hatte K. B. Lehmann[1]) aus Schinken, geräucherter Wurst und Pökelzunge einen dunkelroten Farbstoff extrahiert, den er als Hämorrhodin bezeichnete. Das Spektrum ist zweibandig, und zwar beginnt das erste Band etwas links von der D-Linie, während das zweite, oft schlecht ausgebildete links von E liegt; von b ab setzte die Auslöschung ein. Nach kurzem Stehen gab die Lösung das Spektrum des alkalischen Hämatins. Denselben Farbstoff zeigte auch ein heißer alkoholischer Auszug aus Fleisch, das mit Spuren von Schwefelsäure und Nitrit gekocht und dabei rot geworden war.

Ein Streifen im violetten Teil des Spektrums vom Stickoxydhämoglobin wurde von Gamgee, der auf die vorbeschriebene Weise aus Oxyhämoglobin- und Kohlenoxydhämoglobinlösungen hergestellte Stickoxydhämoglobinlösungen photographierte, an gleicher Stelle wie der des Kohlenoxydhämoglobins ($\lambda = 420{,}5$), mit dem er auch an Intensität übereinstimmt, aufgefunden.

11. Das Fluormethämoglobin.

Die ersten Beobachtungen über die Einwirkung von Verbindungen der Fluorwasserstoffsäure auf den Blutfarbstoff und die dadurch hervorgerufenen Änderungen seines Spektralbildes stammen von Menzies[2]). Der Blutfarbstoff wird durch Fluornatrium „into a form of methaemoglobin“ umgewandelt, worauf Menzies aufmerksam wurde, als er wässerige Auszüge der Milz, denen zur Haltbarmachung Fluornatrium hinzugesetzt worden war, spektroskopisch untersuchte. In solchen Lösungen, deren Farbe sich vom Scharlachrot in Karminrot verändert hatte, erschienen die beiden Oxyhämoglobinstreifen stark abgeblaßt, während zwei neue Streifen bei $\lambda = 612$ und bei $\lambda = 500$ vorhanden waren, von denen der erstere besonders deutlich hervortrat[3]). Das gleiche Spektrum erhielt Menzies, wenn er eine kleine Menge 1prozentiger Fluornatriumlösung zu einer Lösung von kristallisiertem Oxyhämoglobin hinzusetzte. Das im Orange gelegene Band ($\lambda = 612$) hat nach ihm die gleiche Lage wie das des Hämatins in alkalischer Lösung, unterscheidet sich aber durch erheblich größere Intensität. Das Band bei $\lambda = 500$ hält er für übereinstimmend mit dem im Grünblau sichtbaren Streifen des Methämoglobins in neutraler Lösung.

Menzies, der mit Lösungen gearbeitet hatte, die längere Zeit der Einwirkung der Luft ausgesetzt waren, nahm an, daß das von ihm beschriebene Blutfarbstoffspektrum einem Umwandlungsprodukt des Oxyhämoglobins entspricht. Ville und Derrien[4]) konnten jedoch durch ihre Versuche zeigen, daß nicht Oxyhämoglobin, sondern Methämoglobin die eigentliche Ausgangssubstanz für die Bildung des eigenartigen Blustoffderivates darstellt. Die Beobachtungen von Menzies stehen damit nicht im Widerspruch, da sich in den von ihm verwendeten Lösungen Methämoglobin gebildet haben dürfte, so daß die Vorbedingungen für die Entstehung der Fluorverbindung gegeben waren. Als charakteristisch wiesen Ville und Derrien nach, daß auf Zusatz von Fluornatrium zu einer Methämoglobinlösung oder zu methämoglobinhaltigem Blut der bekannte Streifen des Methämoglobins ($\lambda = 634$) im Orange verschwindet, um einer Absorptionsbande von stärkerer Intensität, die mehr nach dem blauen Teil des Spektrums zu gelegen ist, Platz zu machen ($\lambda = 612$). Der dem Rot zugewendete Rand ist scharf begrenzt, während die Ab-

[1]) K. B. Lehmann, Über das Hämorrhodin, ein neues weit verbreitetes Blutfarbstoffderivat. Sitzungsber. d. physik.-med. Gesellsch, zu Würzburg. 1899, S. 51.

[2]) Menzies, On methaemoglobin. Journal of physiology. 1895, Bd. 17, S. 402.

[3]) Eine Zeichnung dieses Spektrums findet sich auf der von Menzies entworfenen Blutspektrentafel (IX) unter Sp. 11.

[4]) Ville et Derrien, Modification du spectre de la méthémoglobine sous l'action du fluorure de sodium. Compt. rend. 1905, Bd. 140, S. 743. — Dieselben, Sur une combinaison fluorée de la méthémoglobine. Ebenda S. 1195. — Dieselben, Sur la méthémoglobine. Bulletin de la Société chimique de Paris. 1905. 3. Folge, Bd. 33, S. 854. — Außerdem Derrien, Sur la méthémoglobine. Thèse de Montpellier. 1906.

sorption nach der anderen Seite hin allmählich abklingt. Für die andere von Menzies beobachtete Bande wurde als Lage von Ville und Derrien $\lambda = 494$ gefunden. Die Lage stimmt also nicht genau mit der des vierten Methämoglobinstreifens überein, wie von Menzies angegeben wurde, sondern der Streifen ist etwas mehr nach dem blauen Ende des Spektrums zu gelegen. Die gleichen spektralen Eigenschaften zeigten auch Lösungen der zuerst von Ville und Derrien dargestellten Kristalle des „méthémoglobine fluorée". Die für das Fluormethämoglobin charakteristische Verschiebung des Streifens im Orange gegenüber dem Methämoglobin haben zuerst Vila und Piettre auf Grund von Spektrophotogrammen (s. S. 229) abgebildet.

Die ausgezeichnete Deutlichkeit des Fluormethämoglobinspektrums erklärt es, daß Ville und Derrien versucht haben, dieses Spektrum zum Nachweis von kleinen Mengen Methämoglobin[1]), sowie von fluorhaltigen Konservierungsmitteln für die Nahrungsmittelchemie[2]) nutzbar zu machen.

Über Versuche zur Auffindung von Absorptionserscheinungen des Fluormethämoglobins im violetten Spektralteil ist uns nichts bekannt geworden.

VI. Zusammenfassung.

Mit den vorstehend beschriebenen und durch 7 Tafeln erläuterten Versuchen glauben wir gezeigt zu haben, daß die Photographie des Blutspektrums selbst unter Anwendung einfacher Hilfsmittel in einer Weise ausgeführt werden kann, daß die erhaltenen Bilder die im Spektroskop gesehenen Spektra nach der Lage und der Art der Begrenzung der Streifen richtig wiedergeben. Namentlich ist die gradlinige Begrenzung der Banden und Streifen, die in den bisherigen Veröffentlichungen von photographischen Abbildungen von Spektren nicht genügend zu finden ist, in unsern Photogrammen hervorzuheben. Die Photogramme erscheinen so durchgebildet, daß sie ohne weiteres geeignet sind, die bisher übliche Zeichnung der Spektren zu ersetzen. Damit ist der unleugbare Vorteil verbunden, daß an Stelle einer auf subjektiver Beobachtung beruhenden Darstellung eine völlig objektive Fixierung des Bildes tritt. Diese Feststellung ist nicht nur für die wissenschaftliche Forschung, sondern auch für die Erläuterung dieser Verhältnisse im Unterricht von Bedeutung.

Die von uns gewonnenen Photogramme umfassen das sichtbare Gebiet des Spektrums sowie das gesamte Violett und geben nicht nur die begrenzten Bänder und Streifen, sondern auch alle Schatten und Übergänge von diesen in die nicht absorbierten Gebiete des Spektrums wieder. Sie zeigen die geringen Verschiedenheiten der Lage z. B. der Kohlenoxydhämoglobinstreifen im Leuchtgasblut gegenüber den Bändern im Spektrum des normalen Bluts und sogar die einzelnen Stadien, die die Streifen des Oxyhämoglobins bei dessen Umwandlung in Kohlenoxydhämoglobin auf dem kleinen Raum von einigen wenigen $\mu\mu$ bis zur endgültigen Einstellung durchlaufen.

Besonderen Wert legen wir auf unsere photographischen Aufnahmen der Absorptionserscheinungen von Blut in Lösungen verschiedener Konzentration (sogenannter Konzentrationsreihen), die die spektralen Erscheinungen der einzelnen Blutfarbstoffe in den in Betracht kommenden Verdünnungen mit einem Blick zu übersehen

[1]) Ville et Derrien, Compt. rend. 1905, Bd. 140, Anmerkung auf S. 743.

[2]) Dieselben, Nouveau procédé de recherche du fluor dans les substances alimentaires. Bulletin de la Société chimique de Paris. 1906, 3. Folge, Bd. 35, S. 239.

gestatten. Bei der spektralen Untersuchung von Blutlösungen halten wir die von uns zuerst systematisch ausgeführte Durchprüfung von Konzentrationsreihen für unerläßlich, um sich ein richtiges Bild über das spektrale Verhalten des betreffenden Blutfarbstoffs zu verschaffen.

Für den normalen Blutfarbstoff und seine wichtigsten Derivate sind die mit Hilfe der Photographie darstellbaren spektralen Eigentümlichkeiten zur fehlerfreien Darstellung gebracht worden. Dadurch haben sich manche in der Fachliteratur vorliegende irrtümliche Anschauungen über Auftreten oder Lage oder Ausdehnung oder Begrenzung von Streifen und Bändern richtig stellen und strittige Fragen klären lassen.

Was die Beantwortung der im besonderen gestellten Frage nach den behaupteten Wirkungen der Ameisensäure auf das Blut anlangt, so konnte durch die Anwendung der Photographie mit vollkommener Sicherheit dargetan werden, daß, entsprechend der unmittelbaren Betrachtung mit dem Spektroskop, diese Säure im Blut damit behandelter Tiere keine spektroskopisch erkennbare Methämoglobinbildung hervorruft.

Da es gelungen ist, im zirkulierenden Blut von mit Anilin vergifteten Katzen mittels spektroskopischer Untersuchung des Ohrs den für Methämoglobin typischen Streifen im Orange des Spektrums sicher zu erkennen, empfiehlt es sich, auch beim Menschen die Durchleuchtung des Ohrs zum Zweck der spektroskopischen Blutuntersuchung in geeigneten Fällen vorzunehmen. Bei Vergiftungen, die zur Methämoglobinbildung führen, dürfte sich im kreisenden Blut während des Lebens des Erkrankten das Vorhandensein von Methämoglobin spektroskopisch feststellen lassen; auch kann gehofft werden, in anderen Vergiftungsfällen oder bei schweren Blutveränderungen durch die spektroskopische Betrachtung des Ohrs während des Lebens Änderungen des Blutfarbstoffs in seinem spektralen Verhalten zu erkennen.

Anmerkung bei der Korrektur: Die von uns verwendete panchromatische Spektralplatte von Wratten und Wainwright ist neuerdings auch von P. Waentig bei der photographischen Fixierung des Spektrums von Jodlösungen in verschiedenen Lösungsmitteln benutzt worden (P. Waentig, Über den Zustand des gelösten Jods. Habil.-Schrift. Leipzig, 1909; hier auch weitere Literatur über diese photographische Platte); ferner sei hier hingewiesen auf die soeben erschienene Abhandlung von O. Schumm, Klinische Spektroskopie (mit 12 Tafeln und 39 Abbildungen im Text). Jena (Verlag von G. Fischer) 1909. In dieser Arbeit, in der die spektroskopischen Beobachtungen in Zeichnungen wiedergegeben sind, wird kurz ein neuer spektrophotographischer Apparat beschrieben und unter Beifügung einiger damit erhaltener Spektrophotogramme erwähnt, daß Aufnahmen mit der orthochromatischen Isolarplatte, der Silbereosinplatte und der „Isocollplatte“ ausgeführt worden sind.

Erläuterungen zu den Tafeln (siehe S. 239, 243 u. 244).

Sofern nichts anderes bemerkt ist, sind die Spektra bei einer Spaltbreite von 0,1 mm, einer Schichtdicke der Lösungen von 14 mm und einer Expositionsdauer von 3 Minuten aufgenommen worden.

Die zur Veröffentlichung ausgewählten Photogramme stammen von Aufnahmen, für die als Platten zur Verwendung kamen: die Isocolbadeplatte (Lewin, Miethe und Stenger) und vereinzelt, wie dies in jedem Fall bemerkt ist, die panchromatische Spektralplatte von Wratten und Wainwright, die Pinacyanolplatte und gewöhnliche Bromsilbergelatineplatten.

Die unter je einem Buchstaben vereinigten Spektrophotogramme sind auf derselben Platte aufgenommen. Die in den Erläuterungen hierunter beigefügten Sternchen (*) geben an, daß die folgenden Spektra entweder nicht unmittelbar hinter dem vorangehenden auf der nämlichen Platte aufgenommen wurden oder daß sie der Aufnahmeserie einer anderen Platte entstammen.

Tafel II.

A.

Oxyhämoglobin.

Konzentrationsreihe einer Kaninchenblutlösung, aufgenommen auf der panchromatischen Spektralplatte von Wratten und Wainwright.

1. Nachträglich aufgedruckte Wellenlängenskala.
2. Blutlösung 1 : 70.
3. „ 1 : 100.
4. „ 1 : 150.
5. „ 1 : 200.
6. „ 1 : 300.
7. „ 1 : 500.
8. „ 1 : 800.
9. „ 1 : 1000.
10. „ 1 : 1500.
11. „ 1 : 2000.

B.

Kohlenoxydhämoglobin - Oxyhämoglobin.

Gegenüberstellung verschiedener Konzentrationen von Lösungen desselben Kaninchenblutes vor und nach dem Einleiten von Kohlenoxydgas.

1. Nachträglich aufgedruckte Wellenlängenskala.

2.	Oxyhämoglobin-Blutlösung	1 : 70.
3.	Kohlenoxydhämoglobin-Blutlösung	
4.	Oxyhämoglobin-Blutlösung	1 : 100.
5.	Kohlenoxydhämoglobin-Blutlösung	
6.	Oxyhämoglobin-Blutlösung	1 : 150.
7.	Kohlenoxydhämoglobin-Blutlösung	
*8.	Oxyhämoglobin-Blutlösung	1 : 200.
9.	Kohlenoxydhämoglobin-Blutlösung	
*10.	Oxyhämoglobin-Blutlösung	1 : 500.
11.	Kohlenoxydhämoglobin-Blutlösung	

C.

Kohlenoxydhämoglobin - Oxyhämoglobin.

Kaninchenblutlösungen mit verschiedenem Kohlenoxydhämoglobin-Gehalt, verglichen mit normalem Blut bei gleicher Konzentration.

1. Nachträglich aufgedruckte Wellenlängenskala.
2. Normales Blut 1 : 100.
3. Mit Kohlenoxyd gesättigtes Blut 1 : 100.
4. 6. 8. Normales Blut (Nr. 2).
5. Mischung aus 7,5 Teilen des mit Kohlenoxyd gesättigten Blutes (Nr. 3) und 2,5 Teilen des normalen Blutes (Nr. 2).
7. Mischung aus 5 Teilen des mit Kohlenoxyd gesättigten Blutes (Nr. 3) und 5 Teilen des normalen Blutes (Nr. 2).
9. Mischung aus 3 Teilen des mit Kohlenoxyd gesättigten Blutes (Nr. 3) und 7 Teilen des normalen Blutes (Nr. 2).

D.

Streifen im Rotorange.

Lösungen von verschiedenen Blutfarbstoffen, die ein Absorptionsband im Rotorange des Spektrums aufweisen (Kaninchenblut).

1. Nachträglich aufgedruckte Wellenlängenskala.
2. Saures Hämatin (Blutlösung) 1 : 30 [1 % salzsäurehaltiges Blut[1])].
*3. Sulfhämoglobin „ 1 : 60.
*4. Neutrales Methämoglobin (Blutlösung) 1 : 60.
*5. Fluor-Methämoglobin „ 1 : 80.

Tafel III.

A.

Kohlenoxydhämoglobin.

Lösungen von Blut eines an Leuchtgasvergiftung verstorbenen Menschen, verglichen mit normalem Menschenblut.

1. Nachträglich aufgedruckte Wellenlängenskala.
2. Normales Blut } Lösung
3. Blut von der Leuchtgasvergiftung } 1 : 100
4. Normales Blut } Lösung
5. Blut von der Leuchtgasvergiftung } 1 : 150
*6. Normales Blut } Lösung
7. Blut von der Leuchtgasvergiftung } 1 : 200
8. Normales Blut } Lösung
9. Blut von der Leuchtgasvergiftung } 1 : 300
10. Normales Blut } Lösung
11. Blut von der Leuchtgasvergiftung } 1 : 500

B.

Kohlenoxydhämoglobin.

Lösungen von Blut einer mit Leuchtgas getöteten Katze, verglichen mit normalem Blut desselben Tieres.

1. Nachträglich aufgedruckte Wellenlängenskala.
2. Normales Blut } Lösung
3. Blut von der Leuchtgasvergiftung } 1 : 70
4. Normales Blut } Lösung
5. Blut von der Leuchtgasvergiftung } 1 : 100
6. Normales Blut } Lösung
7. Blut von der Leuchtgasvergiftung } 1 : 150
*8. Normales Blut } Lösung
9. Blut von der Leuchtgasvergiftung } 1 : 300
10. Normales Blut } Lösung
11. Blut von der Leuchtgasvergiftung } 1 : 500

C.

Verhalten des Leuchtgasblutes (A) gegenüber einem Reduktionsmittel.

1. Nachträglich aufgedruckte Wellenlängenskala.
2. Normales Blut 1 : 200 + Schwefelammonium.
3. Leuchtgasblut 1 : 200 (A 7) + Schwefelammonium.

D.

(Reduziertes) Hämoglobin.

Normales Kaninchenblut verschiedener Konzentration, mit Schwefelammonium versetzt.

1. Nachträglich aufgedruckte Wellenlängenskala.
2. Normale Blutlösung 1 : 70.
3. Dieselbe Lösung + Schwefelammonium[2]).
4. Normale Blutlösung 1 : 100.
5. Dieselbe Lösung + Schwefelammonium[2]).
6. Normale Blutlösung 1 : 150.
7. Dieselbe Lösung + Schwefelammonium[2]).

Tafel IV.

A.

Methämoglobin.

Konzentrationsreihe einer Blutlösung eines mit Natriumnitrit vergifteten Hundes.

1. Nachträglich aufgedruckte Wellenlängenskala.
2. Blutlösung 1 : 30.
3. „ 1 : 50.
4. „ 1 : 60.
5. „ 1 : 80.
6. „ 1 : 100.
*7. „ 1 : 300.
8. „ 1 : 800.
9. „ 1 : 1000.
10. „ 1 : 1500.
11. „ 1 : 2000.

B.

Kristallisiertes Methämoglobin.

Wässerige Lösungen eines älteren Präparates von Methämoglobin. pur. cryst. (Dr. Grübler-Dresden).

1. Nachträglich aufgedruckte Wellenlängenskala.
2. Stärkere Konzentration.
3. Schwächere Konzentration.
4. Die stärkere Konzentration (Nr. 2) + Ammoniak.
5. Die schwächere Konzentration (Nr. 3) + Ammoniak.

---

[1]) Aufnahme mit der Pinacyanolplatte bei 10 Minuten Expositionsdauer.

[2]) Der zarte Streifen im Orange des Spektrums rührt von einer Bildung von Sulfhämoglobin infolge des Schwefelammoniumzusatzes her.

C.

Streifen im Violett.

Lösungen von verschiedenen Blutfarbstoffen, die ein Absorptionsband im violetten Teil des Spektrums aufweisen (Kaninchenblut).

1. Nachträglich aufgedruckte Wellenlängenskala.
2. Normale Blutlösung 1:1500.
3. Kohlenoxydhämoglobin (Blutlösung) 1:1500.
4. Neutrales Methämoglobin („) 1:1500.
5. Alkalisches Methämoglobin („) 1:800.
*6. Hämochromogen („) 1:500.
*7. Sulfhämoglobin („) 1:1000.

D.

Methämoglobin in neutraler Lösung.

Konzentrationsreihe von Lösungen eines mit Kaliumferricyanid versetzten Kaninchenblutes.

1. Nachträglich aufgedruckte Wellenlängenskala.
2. Blutlösung 1 : 30.
3. „ 1 : 50.
4. „ 1 : 60.
5. „ 1 : 80.
6. „ 1 : 100.
*7. „ 1 : 300.
8. „ 1 : 500.
9. „ 1 : 800.
*10. „ 1 : 1500.
*11. „ 1 : 2000.

Tafel V.

A.

Methämoglobin in alkalischer Lösung.

Konzentrationsreihe von Lösungen eines mit Kaliumferricyanid umgewandelten und mit Ammoniak versetzten Kaninchenblutes.

1. Nachträglich aufgedruckte Wellenlängenskala.
2. Blutlösung 1 : 30.
3. „ 1 : 50.
4. „ 1 : 60.
5. „ 1 : 80.
6. „ 1 : 100.
*7. „ 1 : 300.
8. „ 1 : 500.
9. „ 1 : 800.
10. „ 1 : 1000.
*11. „ 1 : 2000.

B.

Methämoglobin.

Durch Kaliumferricyanid in einer Kaninchenblutlösung erzeugtes Methämoglobin bei verschiedener Konzentration vor und nach dem Zusatz von Ammoniak.

1. Nachträglich aufgedruckte Wellenlängenskala.
2. Neutrale Methämoglobinlösung 1 : 30.
3. Dieselbe Lösung + Ammoniak.
4. Neutrale Methämoglobinlösung 1 : 50.
5. Dieselbe Lösung + Ammoniak.
6. Neutrale Methämoglobinlösung 1 : 60.
7. Dieselbe Lösung + Ammoniak.
*8. Neutrale Methämoglobinlösung 1 : 80.
9. Dieselbe Lösung + Ammoniak.

C.

Methämoglobin.

Blut eines mit Natriumnitrit vergifteten Hundes in verschiedenen Konzentrationen vor und nach dem Zusatz von Ammoniak.

1. Nachträglich aufgedruckte Wellenlängenskala.
2. Nitritblutlösung 1 : 50.
3. Dieselbe Blutlösung + Ammoniak.
4. Nitritblutlösung 1 : 60.
5. Dieselbe Blutlösung + Ammoniak.
6. Nitritblutlösung 1 : 80.
7. Dieselbe Blutlösung + Ammoniak.

D.

Methämoglobin.

Menschenblut in kohlensäurefrei gemachtem und in kohlensäurehaltigem destilliertem Wasser gelöst und mit Kaliumferricyanid versetzt.

1. Nachträglich aufgedruckte Wellenlängenskala.
2. Blutlösung, mit kohlensäurefrei gemachtem destilliertem Wasser hergestellt.
3. Dieselbe Lösung nach dem Einblasen von Atemluft.

E.

Spektrales Verhalten von alkalischem Hämatin, Cyanhämatin und saurem Hämatin in Blutlösungen 1 : 500 (vgl. Tafel IV C, VI F und VIII D).

1. Nachträglich aufgedruckte Wellenlängenskala.
2. Kaninchenblutlösung, mit Natronlauge behandelt (Hämatin in alkalischer Lösung).
3. Die Lösung Nr. 1 + Blausäure (Cyanhämatin).
4. Kaninchenblutlösung, mit 1 %iger Salzsäure behandelt (Hämatin in saurer Lösung).

Tafel VI.

A.

Methämoglobin.

Methämoglobin, erhalten durch Zusatz von wenig Kaliumferricyanid zu einer Kaninchenblutlösung.

1. Nachträglich aufgedruckte Wellenlängenskala.
2. Blutlösung 1 : 80.
3. Dieselbe Blutlösung + Ammoniak.
4. Die Lösung Nr. 3 + Stokessche Lösung.
5. Die Lösung Nr. 4, mit Luft geschüttelt.
6. Blutlösung 1 : 80.
7. Dieselbe Blutlösung + Stokessche Lösung.
8. Die Lösung Nr. 7, mit Luft geschüttelt.

B.

Methämoglobin.

Dieselbe Blutlösung (A), mit einer etwas größeren Menge Kaliumferricyanid versetzt.

1. Nachträglich aufgedruckte Wellenlängenskala.
2. Blutlösung 1 : 80.
3. Dieselbe Blutlösung + Ammoniak.
4. Die Lösung Nr. 3 + Stokessche Lösung.
5. Die Lösung Nr. 4, mit Luft geschüttelt.
6. Blutlösung 1 : 80.
7. Dieselbe Blutlösung + Stokessche Lösung.
8. Die Lösung Nr. 7, mit Luft geschüttelt.

C.

Methämoglobin-Fluormethämoglobin.

Durch Kaliumferricyanid in einer Kaninchenblutlösung erzeugtes Methämoglobin bei verschiedener Konzentration vor und nach dem Zusatz von Fluornatrium.

1. Nachträglich aufgedruckte Wellenlängenskala.
2. Blutlösung 1 : 40.
3. Dieselbe Blutlösung + Fluornatrium.
4. Blutlösung 1 : 60.
5. Dieselbe Blutlösung + Fluornatrium.
6. Blutlösung 1 : 80.
7. Dieselbe Blutlösung + Fluornatrium.

D.

Sulfhämoglobin.

Lösungen verschiedener Konzentration eines mit Schwefelwasserstoff behandelten Kaninchenblutes.

1. Nachträglich aufgedruckte Wellenlängenskala.
2. Blutlösung 1 : 60.
3. „ 1 : 80.
4. „ 1 : 100.

E.

Hämochromogen.

Lösungen eines mit Natronlauge in alkalisches Hämatin umgewandelten und mit Schwefelammonium versetzten Kaninchenblutes in verschiedener Konzentration.

1. Nachträglich aufgedruckte Wellenlängenskala.
2. Blutlösung 1 : 60
3. „ 1 : 80
4. „ 1 : 100
5. „ 1 : 300

G.

Hämatin in saurer Lösung.

Kaninchenblutlösungen verschiedener Konzentration, mit Schwefelsäure versetzt.

1. Nachträglich aufgedruckte Wellenlängenskala.
2. Blutlösung 1 : 30[1])
3. „ 1 : 60[1])

F.

Fluormethämoglobin
(Streifen im Violett).
Blutlösung (vgl. C) 1 : 1000.

Tafel VII.

A.

Hämatin in alkalischer Lösung, Cyanhämoglobin, Cyanhämatin und Cyanhämochromogen.

1. Nachträglich aufgedruckte Wellenlängenskala.
2. Kaninchenblutlösung, mit Kaliumferricyanid umgewandelt und mit Blausäure versetzt (Cyanhämoglobin). Blutlösung 1 : 80.
3. Kaninchenblutlösung, mit Natronlauge behandelt (Hämatin in alkalischer Lösung). Blutlösung 1 : 80.
4. Die Lösung Nr. 3 + Blausäure (Cyanhämatin).
5. Die Lösung Nr. 4 + Schwefelammonium (Cyanhämochromogen).
6. Die Lösung Nr. 3 + Schwefelammonium (Hämochromogen).

B.

Kontinuierliches Spektrum des Auerlichts beim Durchgang der Strahlen durch den mit Wasser gefüllten Glastrog auf der Isocolbadeplatte (Agfa-Emulsion) bei verschiedener Expositionsdauer.

1. Nachträglich aufgedruckte Wellenlängenskala.
2. Expositionszeit 3 Minuten
3. „ $2^1/_2$ „
4. „ 2 „
5. „ $1^1/_2$ „
6. „ 1 „
7. „ $^1/_2$ „
8. „ $^1/_4$ „

[1]) Aufnahme mit der Pinacyanolplatte bei 7 Minuten Expositionsdauer.

C.

Kontinuierliches Spektrum des Auerlichts beim Durchgang der Strahlen durch den mit Wasser gefüllten Glastrog auf der panchromatischen Spektralplatte von Wratten und Wainwright bei verschiedener Expositionsdauer.

1. Nachträglich aufgedruckte Wellenlängenskala.
2. Expositionszeit 3 Minuten
3. „ $2\frac{1}{2}$ „
4. „ 2 „
5. „ $1\frac{1}{2}$ „
6. „ 1 „
7. „ $\frac{1}{2}$ „
8. „ $\frac{1}{4}$ „

D.

Kristallisiertes salzsaures Hämatoporphyrin.

Lösungen von salzsaurem Hämatoporphyrin (nach Nencki u. Zaleski dargestellt) in Alkohol, Ammoniak und Schwefelsäure.

1. Nachträglich aufgedruckte Wellenlängenskala.
2. Lösung von 1,5 mg Hämatoporphyrin in 10 ccm 96 %igem Alkohol.
3. Lösung von 1,5 mg Hämatoporphyrin in 20 ccm 25 %igem Ammoniak.
4. Lösung von 1,5 mg Hämatoporphyrin in 10 ccm 1 %iger Schwefelsäure.

E.

Hämatoporphyrin.

1. Nachträglich aufgedruckte Wellenlängenskala.
2. Lösung von getrocknetem und mit konzentrierter Schwefelsäure verriebenem Kaninchenblut in konzentrierter Schwefelsäure.
3. Lösung Nr. 2, weiter verdünnt und mit Pyridin alkalisch gemacht.

F.

Stickoxydhämoglobin.

1. Nachträglich aufgedruckte Wellenlängenskala.
2. Blutlösung von etwa gleicher Färbung wie Nr. 3.
3. Wässeriger Auszug aus frischrotem geräuchertem Schinken nach Verreiben mit Seesand.

Tafel VIII[1]).

A.

Kohlenoxydhämoglobin.

Verschiedene Stadien bei der Umwandlung des Oxyhämoglobins in Kohlenoxydhämoglobin durch Einleiten von Kohlenoxydgas in Kaninchenblut (Lösung 1 : 100).

1. Nachträglich aufgedruckte Wellenlängenskala
2. Die unbehandelte Blutlösung
3. Probe dieser Blutlösung bei 10 Sek. } langem
4. „ „ „ „ 30 „ } Durchleiten
5. „ „ „ „ 2 Min. } von Kohlen-
6. „ „ „ „ 5 „ } oxydgas
7. Lösung Nr. 2 nochmals und zwar unmittelbar nach der Aufnahme des Spektrums in Nr. 2 spektrophotographiert.

B.

Methämoglobinhaltiges Blut einer vom Unterhautzellgewebe aus mit Anilin vergifteten Katze.

Aufnahme der gleichen Blutlösungen in 2 Verdünnungen bei verschiedener Spaltbreite und Expositionsdauer.

1. Nachträglich aufgedruckte Wellenlängenskala
2. Kontrollaufnahme[2])
3. Blutlösung 1 : 20
4. Blutlösung 1 : 40
5. Kontrollaufnahme bei 0,05 mm Spaltbreite und 7 Min. Expositionsdauer
6. Blutlösung 1 : 20 „ 0,05 „ „ „ 7 „ „
7. Blutlösung 1 : 40 „ 0,05 „ „ „ 7 „ „

C.

Blut einer Katze, die 4 Tage lang je 25 ccm einer 1 %igen Ameisensäure mit der Schlundsonde in den Magen erhalten hat. Das Blut wurde in zwei Verdünnungen bei verschiedener Spaltbreite und Expositionszeit spektrophotographiert.

[1]) Wegen Mangels an Platz mußten die Spektra A, B, C, E, F und G im Ultraviolett bis $\lambda = 390\ \mu\mu$ verkürzt werden.

[2]) S. S. 243.

1. Nachträglich aufgedruckte Wellenlängenskala
2. Kontrollaufnahme [1])
3. Blutlösung 1 : 20
4. Blutlösung 1 : 40
5. Kontrollaufnahme bei 0,05 mm Spaltbreite, 7 Min. Expositionszeit
6. Blutlösung 1 : 20 „ 0,05 „ „ 7 „ „
7. Blutlösung 1 : 40 „ 0,05 „ „ 7 „ „

D.

Streifen im Violett (Fortsetzung zu Tafel IV C und VI F).

1.	Nachträglich aufgedruckte Wellenlängenskala		
2.	Cyanhämochromogen	in Blutlösung	1 : 500
3.	Hämochromogen	„ „	1 : 750
*4.	Reduziertes Hämoglobin	„ „	1 : 1000
*5.	Cyanhämoglobin	„ „	1 : 1000
6.	Alkalisches Methämoglobin	„ „	1 : 800
7.	Oxyhämoglobin	„ „	1 : 1500
*8.	Saures Hämatoporphyrin (konz. Schwefelsäure)	in „	1 : 2000
*9.	Fluormethämoglobin	„ „	1 : 1000
10.	Neutrales Methämoglobin	„ „	1 : 1000
11.	Oxyhämoglobin	„ „	1 : 1000[2])

(In 2, 3, 5, 6, 7 und 8 diente zur Herstellung dieselbe Kaninchenblutlösung 1 : 20; desgleichen in 4 und 11. Nr. 9 ist dasselbe Spektrum wie auf Tafel VI F.)

E.

Blut eines Kaninchens, das 60 Tage lang je 5 ccm einer 4%igen Ameisensäure in 20 ccm Wasser mit der Schlundsonde in den Magen erhalten hat.

1. Nachträglich aufgedruckte Wellenlängenskala
2. Kontrollaufnahme [1])
3. Blutlösung 1 : 20
4. Blutlösung 1 : 40

F.

Blut eines Kaninchens, dem 6 Tage lang je 1 ccm einer 1%igen Ameisensäure in eine Ohrvene eingespritzt wurde. Das Blut wurde aus der Art. carotis entnommen und unter besonderen Vorsichtsmaßregeln mit Wasser verdünnt.

1. Nachträglich aufgedruckte Wellenlängenskala
2. Kontrollaufnahme [1])
3. Blutlösung 1 : 20
4. Blutlösung 1 : 40

G.

Blut eines Hundes, dem 49 Tage lang je 50 ccm einer 1%igen Ameisensäure (0,5 g) mit der Schlundsonde in den Magen eingegeben wurden.

1. Nachträglich aufgedruckte Wellenlängenskala
2. Kontrollaufnahme [1])
3. Blutlösung 1 : 20
4. Blutlösung 1 : 40

---

[1]) S. S. 243.

[2]) Aufnahme mit der gewöhnlichen Agfaplatte bei 3 Minuten Expositionszeit.

A. Oxyhämoglobin.

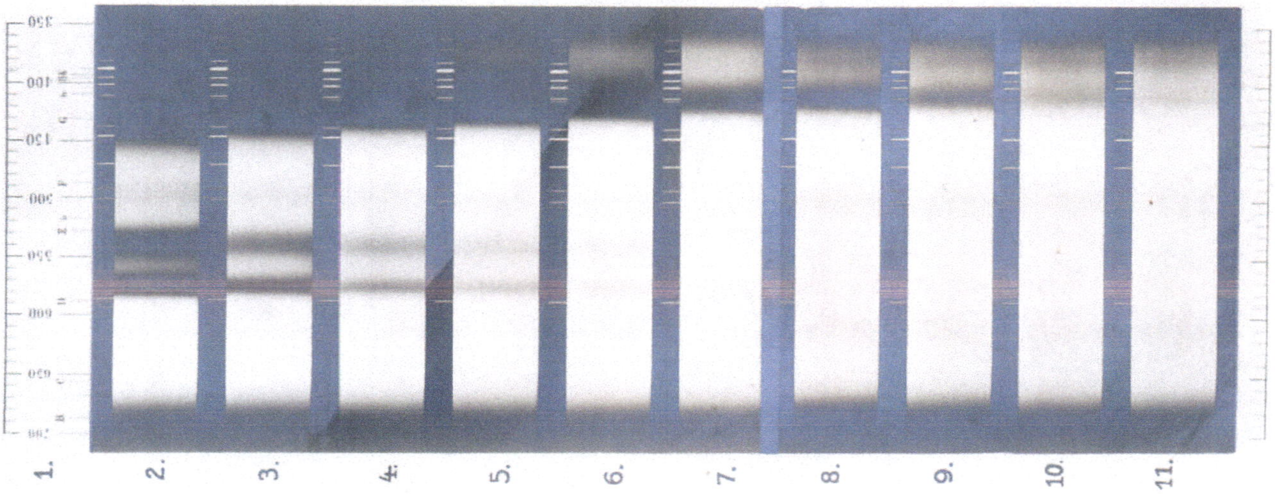

B. Kohlenoxydhämoglobin-Oxyhämoglobin.

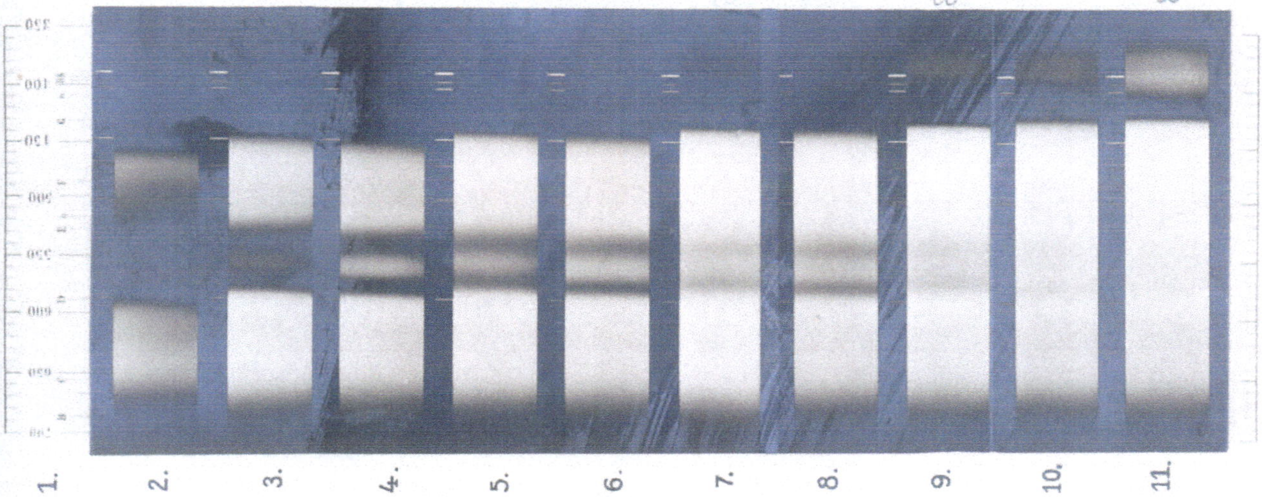

C. Kohlenoxydhämoglobin-Oxyhämoglobin.

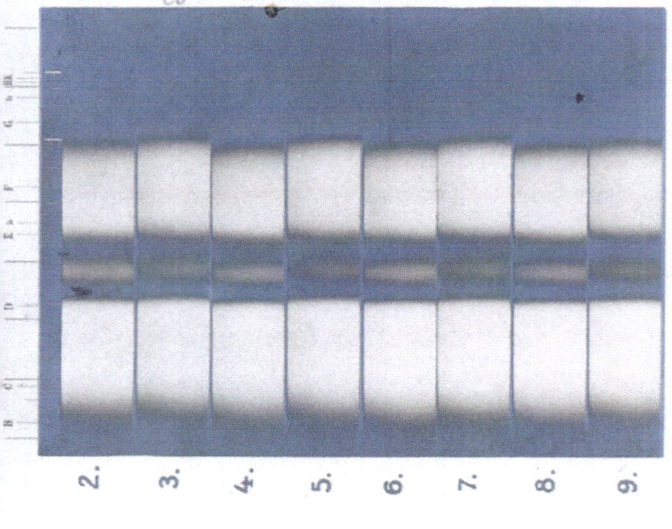

D. Streifen im Rotorange.

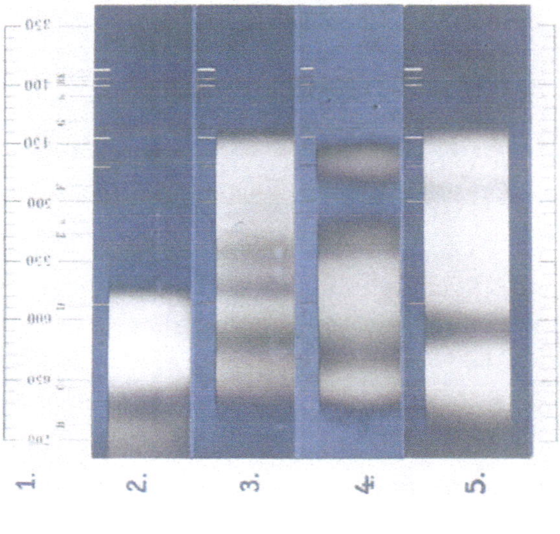

Verlag von Julius Springer in Berlin

A. Kohlenoxydhämoglobin - Leuchtgasvergiftung (Mensch).

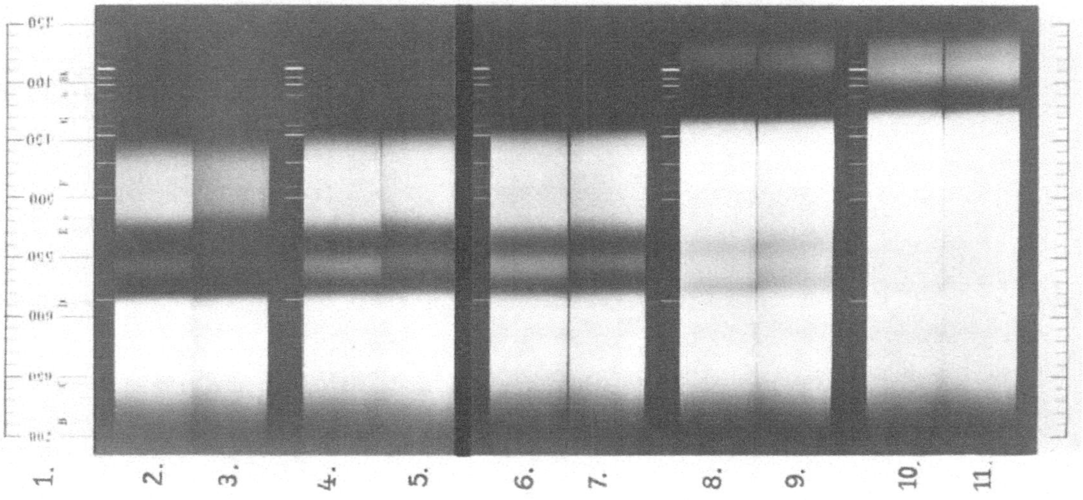

C. Leuchtgasblut u. Schwefelammonium.

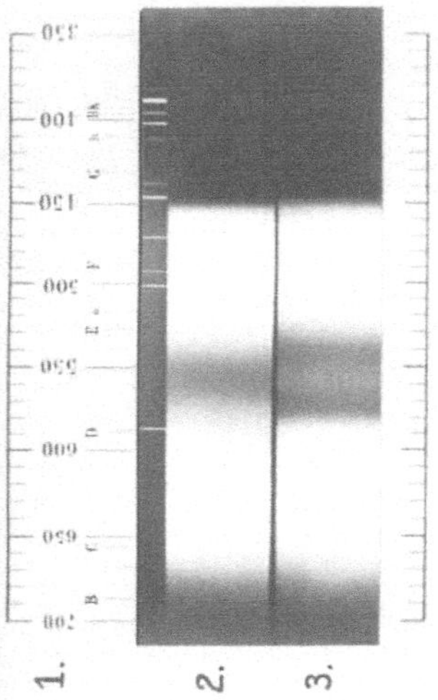

D. (Reduciertes) Hämoglobin.

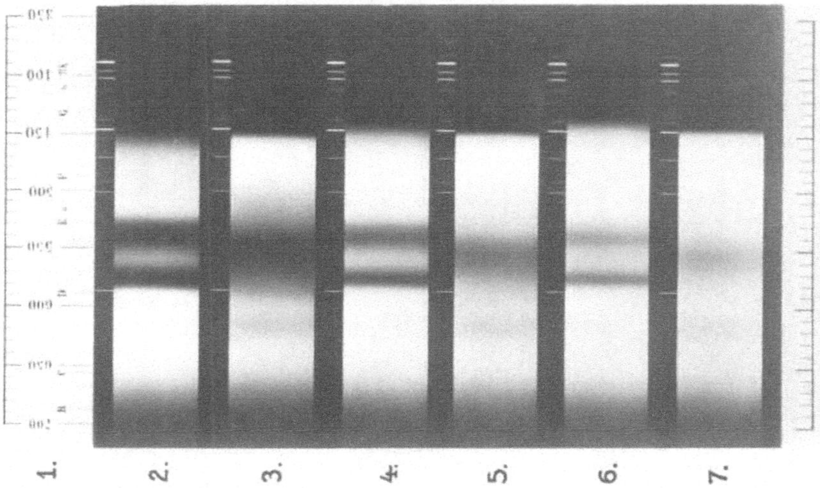

B. Kohlenoxydhämoglobin - Leuchtgasvergiftung (Katze)

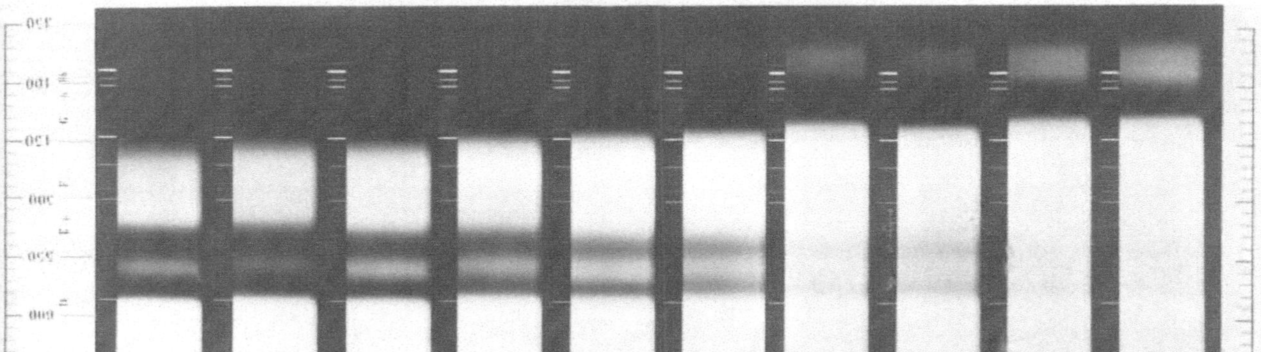

Verlag von Julius Springer in Berlin.

A. Methämoglobin-Nitritvergiftung (Hund).

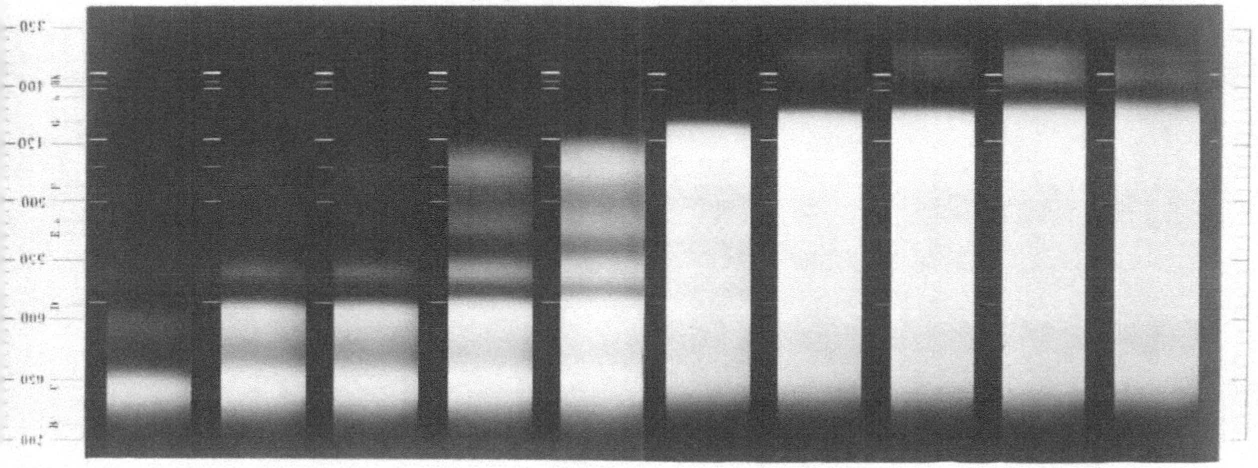

1. 2. 3. 4. 5. 6. 7. 8. 9. 10. 11.

B. Kristallisiertes Methämoglobin.

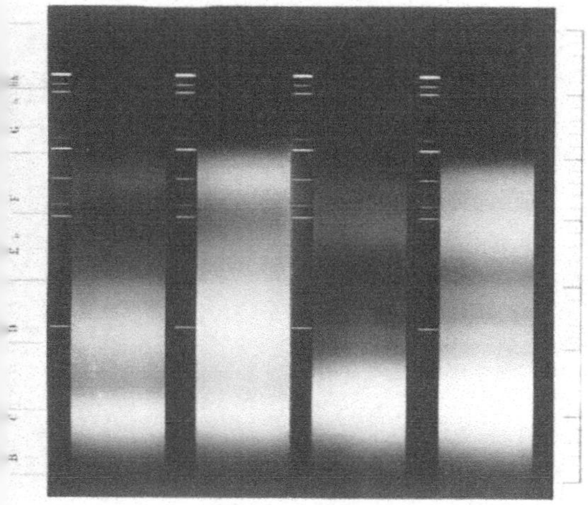

2. 3 4. 5.

C. Streifen im Violett.
(Vergl. Tafel VI F und VIII D)

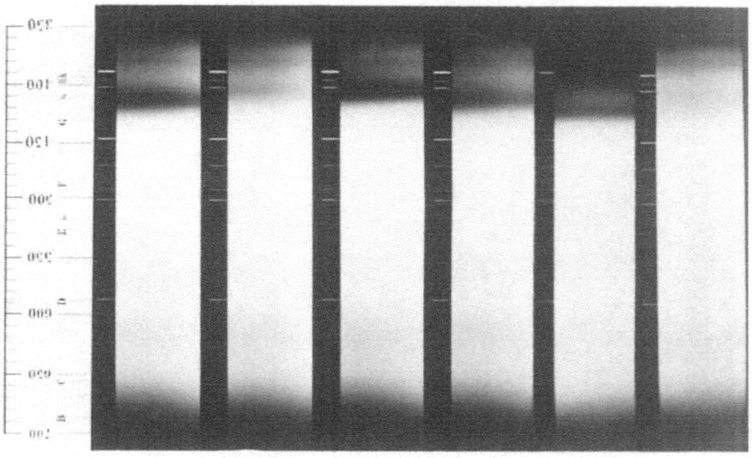

1. 2. 3. 4. 5. 6. 7.

D. Methämoglobin in neutraler Lösung.

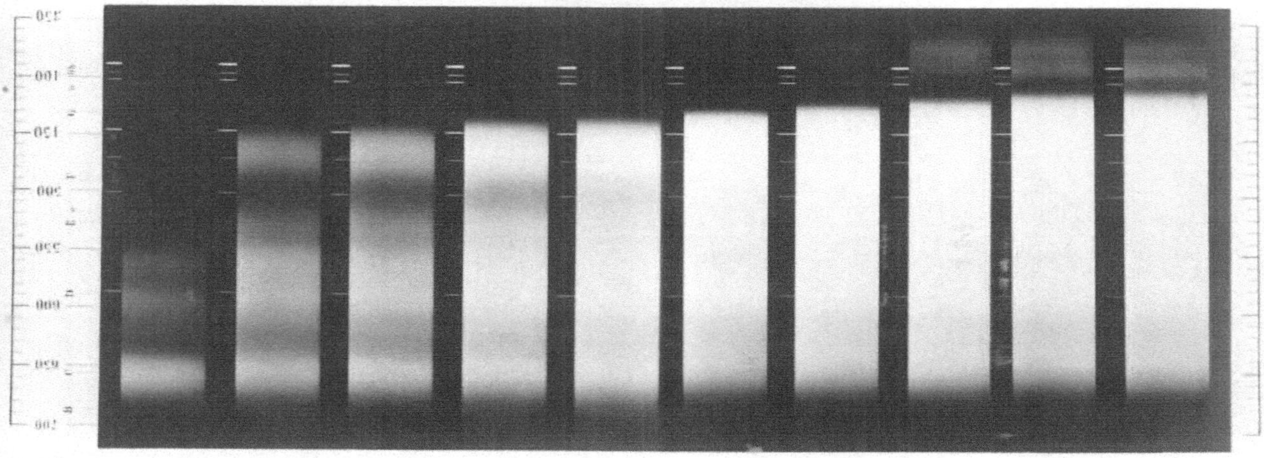

1. 2. 3. 4. 5. 6. 7. 8. 9. 10. 11.

Verlag von Julius Springer in Berlin.

A. Methämoglobin in alkalischer Lösung

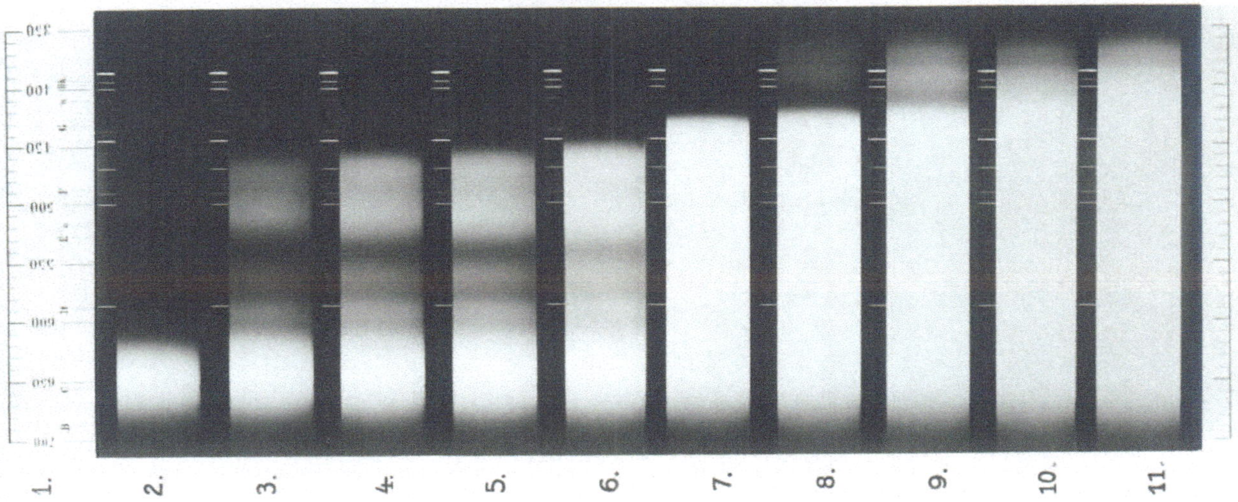

B. Methämoglobin.

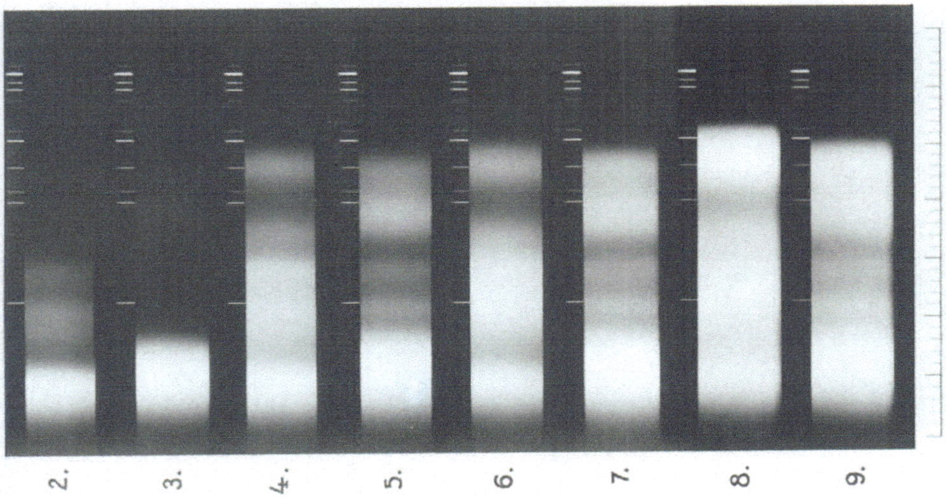

D. Methämoglobin.

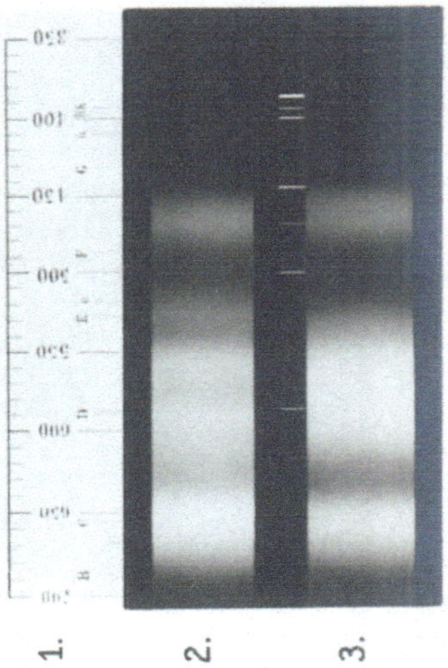

C. Methämoglobin - Nitritvergiftung.

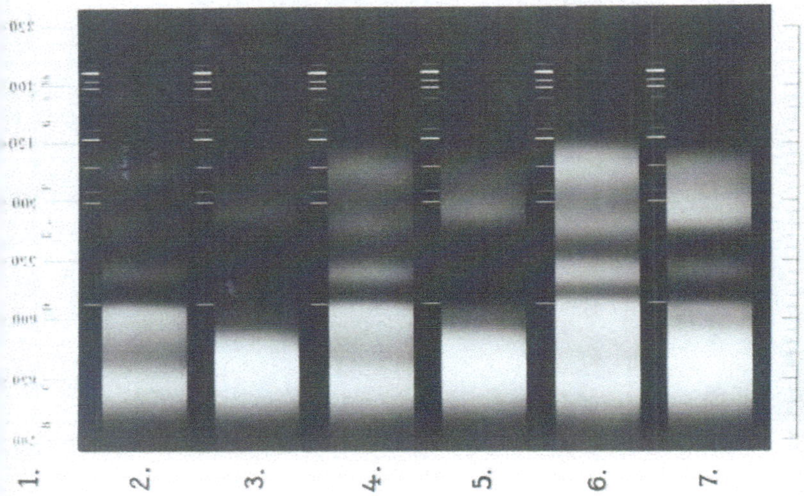

E. Spektrales Verhalten vom alkalischen Hämatin, Cyanhämatin und sauren Hämatin in Blutlösungen 1:500.

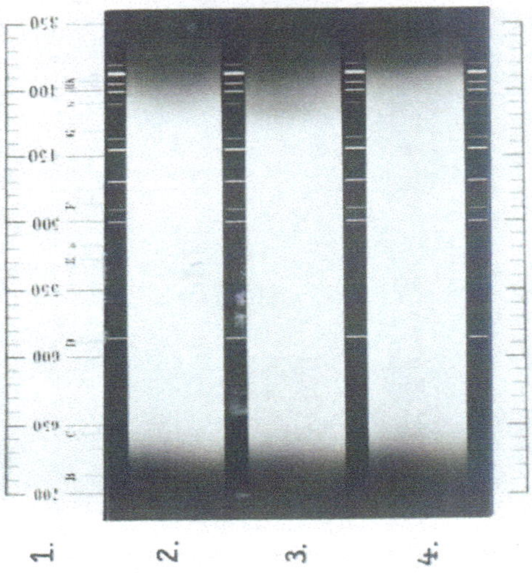

Verlag von Julius Springer in Berlin.

A. Methämoglobin.

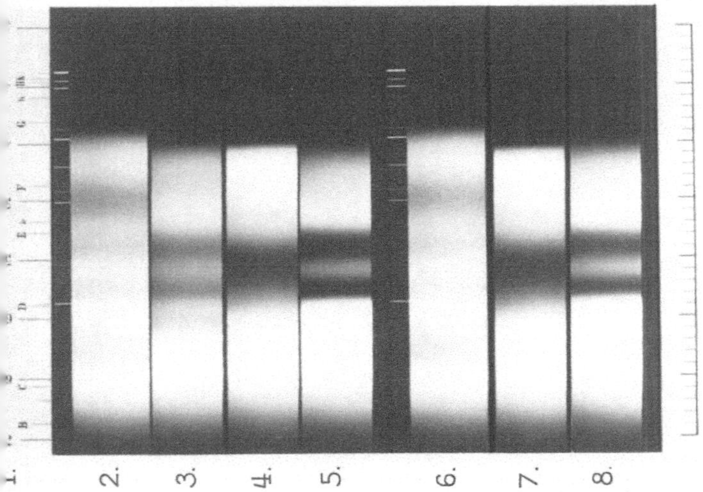

D. Sulfhämoglobin

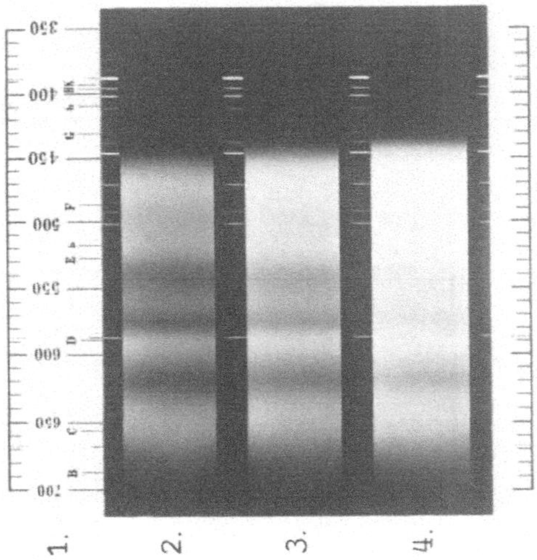

B. Methämoglobin.

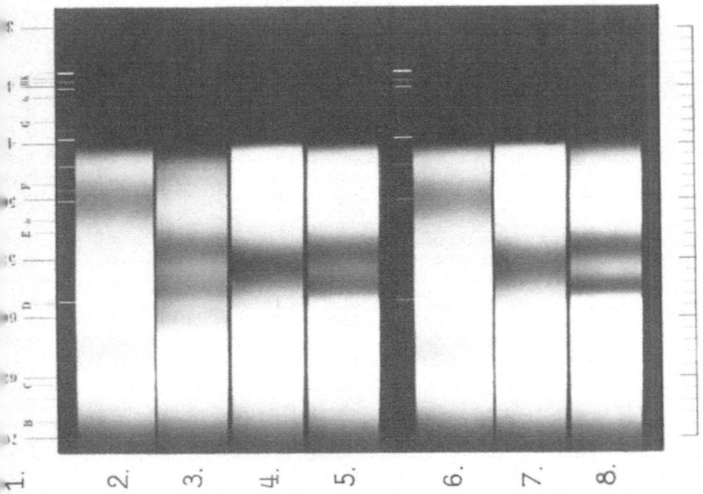

E. Hämochromogen.

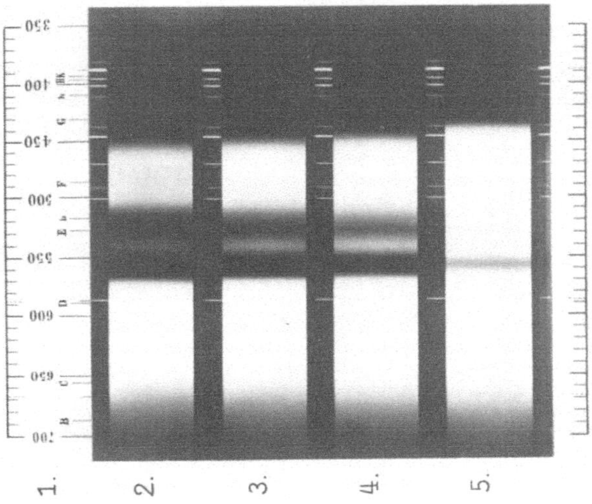

C. Methämoglobin - Fluormethämoglobin.

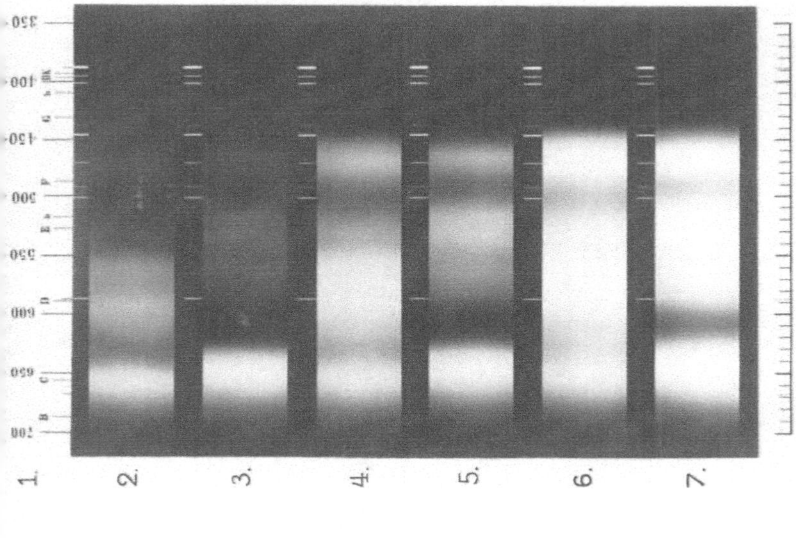

F. Fluormethb.

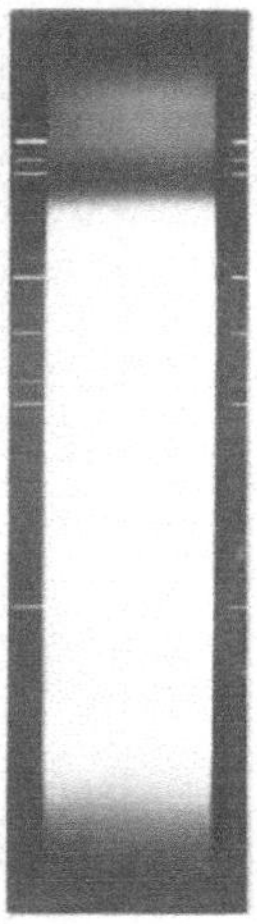

G. Hämatin in saurer Lösung.

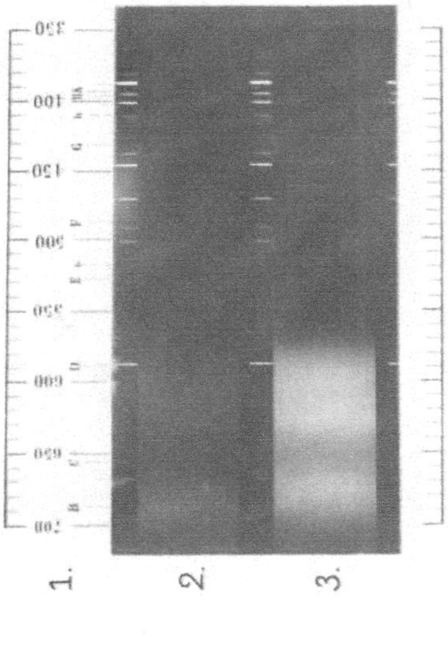

Verlag von Julius Springer in Berlin.

…yan-Verbindungen des Blutfarbstoffs und alkalisches Hämatin.

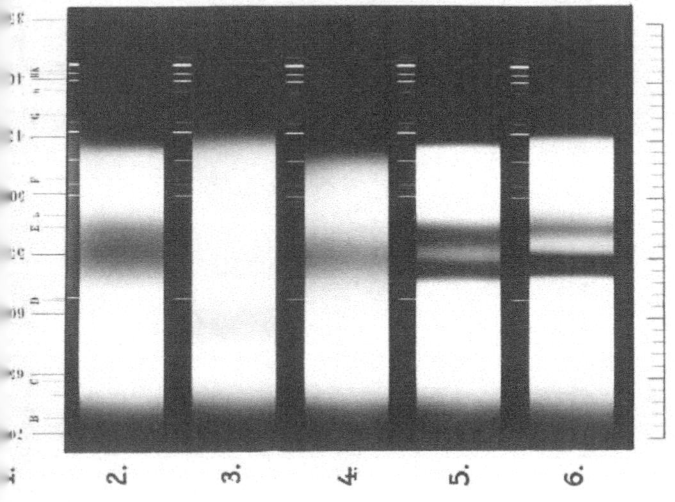

D. Salzsaures Hämatoporphyrin.

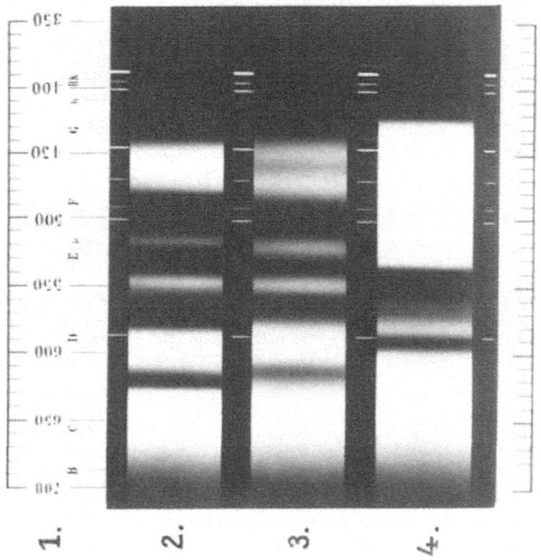

B. Isokolbadeplatte.

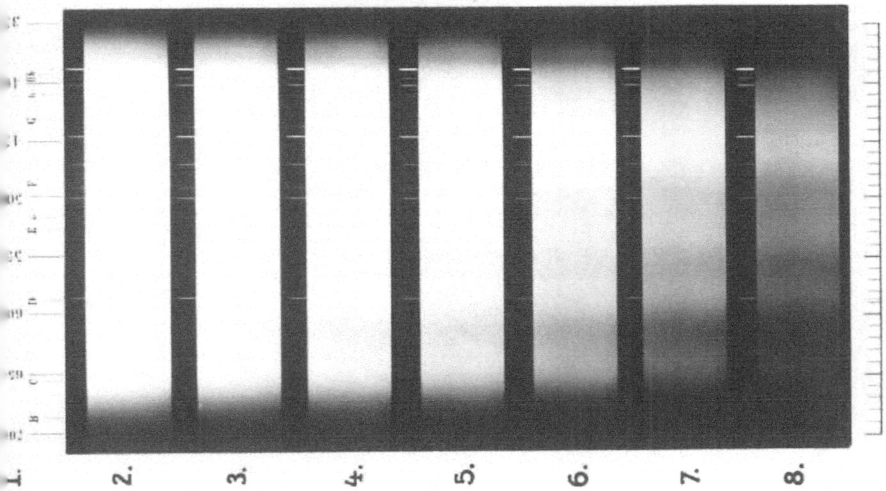

E. Hämatoporphyrin.

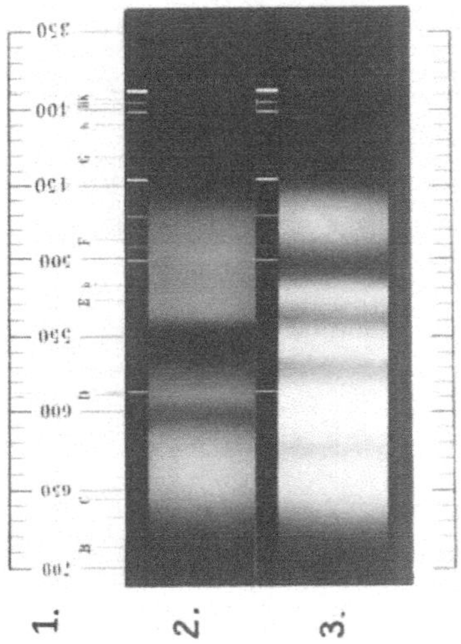

C. Panchromatische Spektralplatte von Wratten & Wainwright.

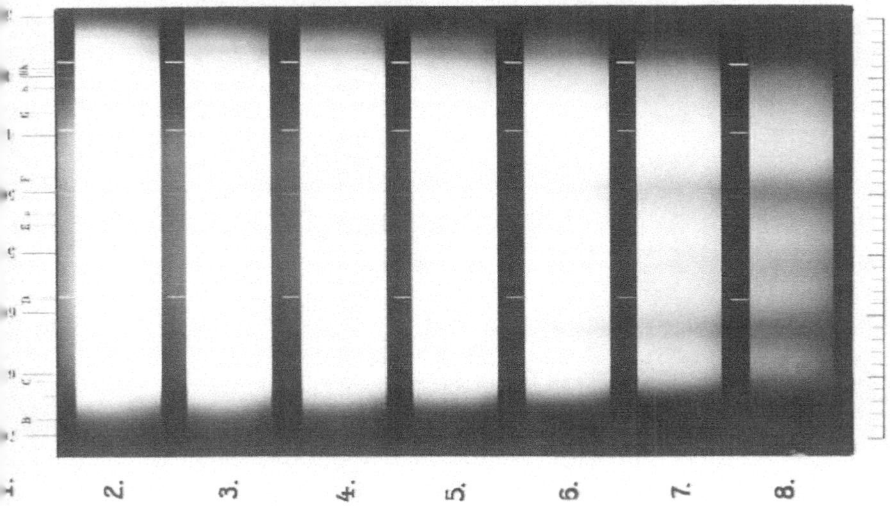

F. Stickoxydhämoglobin.

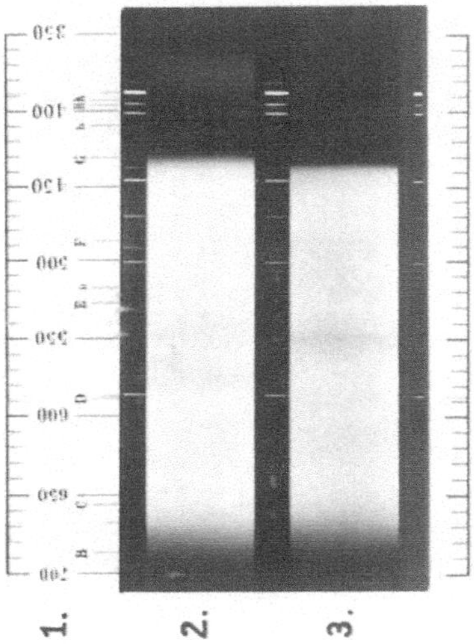

Verlag von Julius Springer in Berlin.

A. Verschiedene Stadien bei der Umwandlung des Oxyhämoglobins in Kohlenoxydhämoglobin.

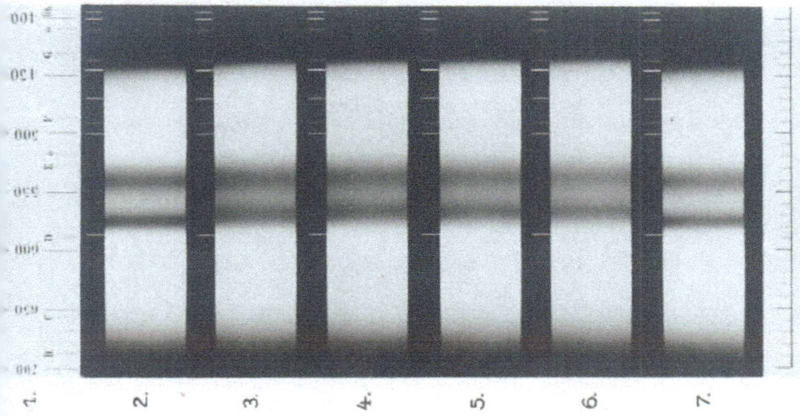

E. Blut eines mit Ameisensäure (vom Magen aus) behandelten Kaninchens.

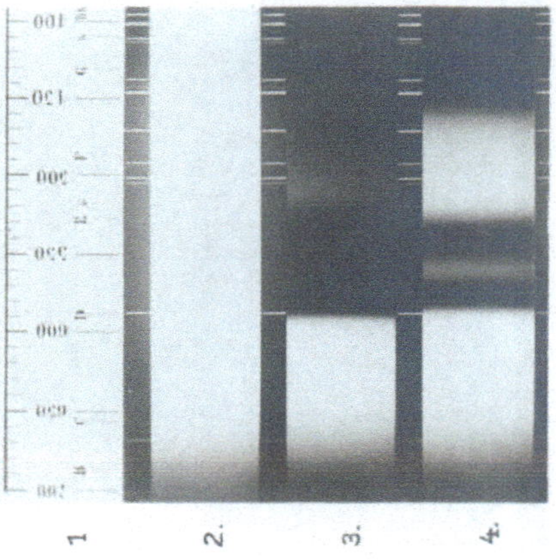

B. Blut einer mit Anilin vergifteten Katze.

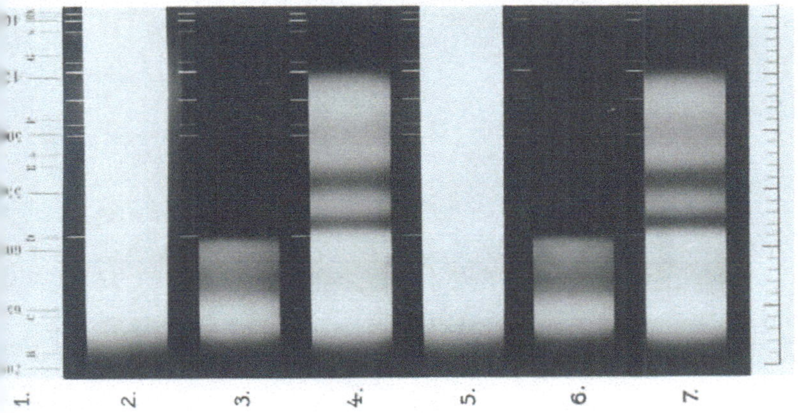

F. Blut eines mit Ameisensäure (intravenös) behandelten Kaninchens.

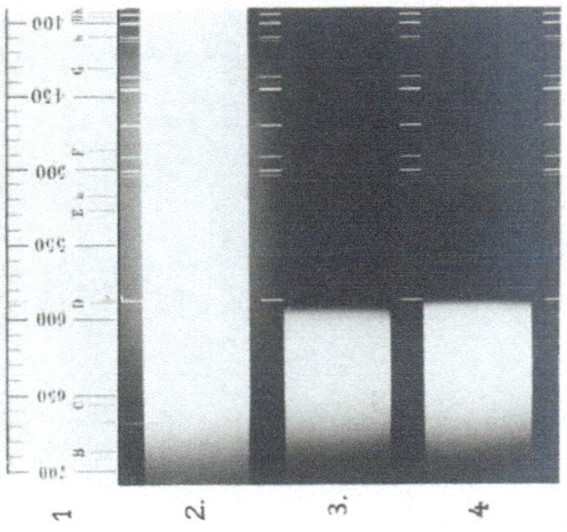

C. Blut einer mit Ameisensäure (vom Magen aus) behandelten Katze.

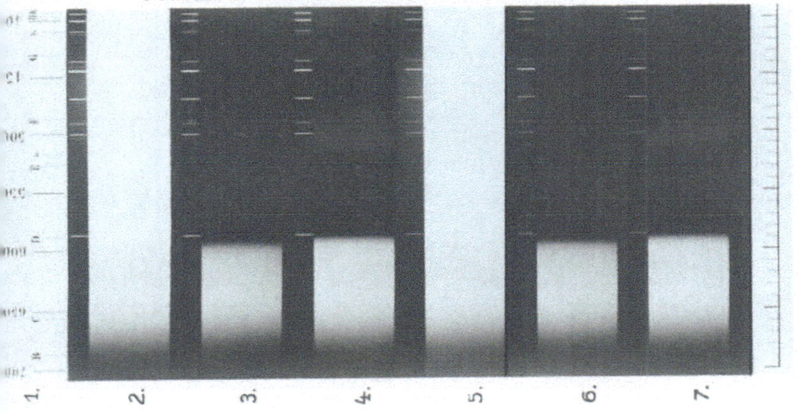

G. Blut eines mit Ameisensäure (vom Magen aus) behandelten Hundes.

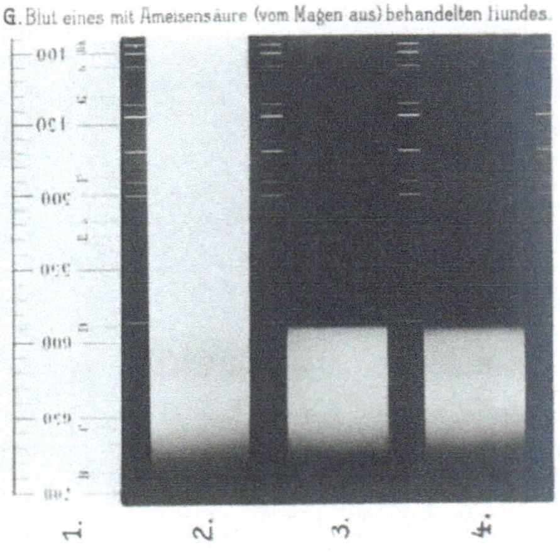

D. Streifen im Violett (Forts. zu Tafel IV C u. VI F.)

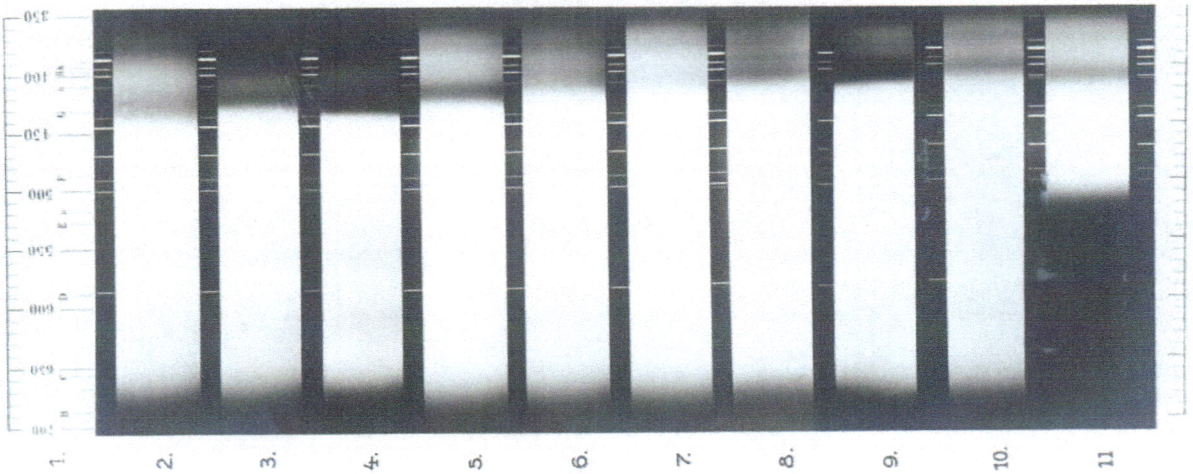

Verlag von Julius Springer in Berlin.

GPSR Compliance

The European Union's (EU) General Product Safety Regulation (GPSR) is a set of rules that requires consumer products to be safe and our obligations to ensure this.

If you have any concerns about our products, you can contact us on ProductSafety@springernature.com

In case Publisher is established outside the EU, the EU authorized representative is:

Springer Nature Customer Service Center GmbH
Europaplatz 3
69115 Heidelberg, Germany

Batch number: 10866362

Printed by Printforce, the Netherlands